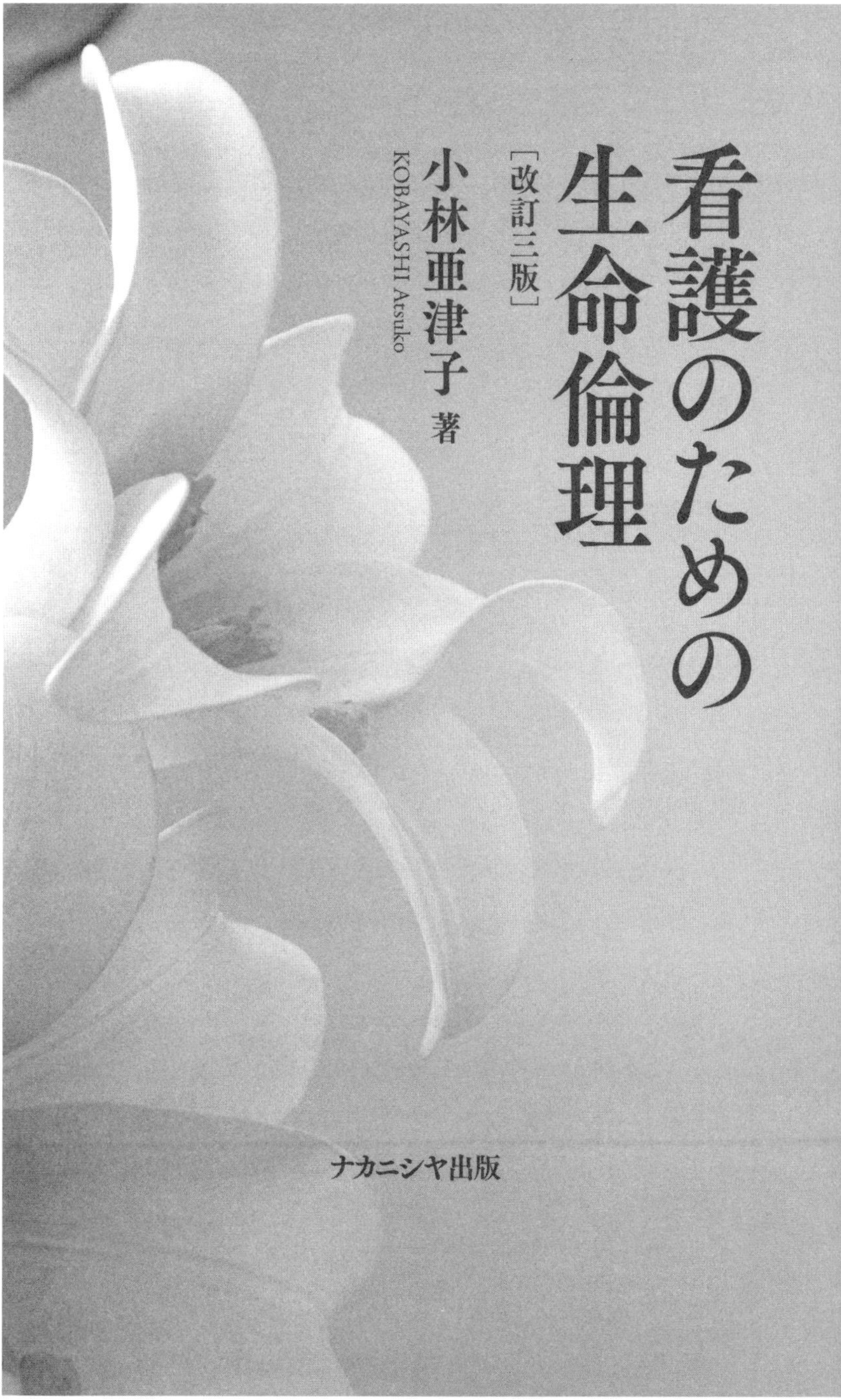

看護のための生命倫理

［改訂三版］

小林亜津子　著
KOBAYASHI Atsuko

ナカニシヤ出版

まえがき

本書は、タイトルの通り、「看護」を学ぶ学生たちを対象にした「生命倫理」のテキストである。著者自身が看護学校で「生命倫理」を教えながら、学生たちが強い関心を示したトピックやQUESTIONを選んで、書きおこしたものである。

「生命倫理」にかんする本は多数出版されているが、〝看護学生むけ〟に書かれたものはそれほど多くはないだろう。「生命倫理」を看護教育の一環として捉えた場合、それを抽象的な理論の形で教えるのではなく、より実務的、臨床的な性格のものにする必要がある。すなわち、看護者が、患者との関係で発生する倫理的トラブルに対して、的確で実際的な措置をとれるように、具体的な事例に即した対処法を共に考えていく授業形態が要求される。

たとえば「『ものみの塔』の信者が、輸血を拒否したらどうするか」という問題では、東京高裁での「エホバの証人」判決が、日本で初めて患者の自己決定権を尊重する判例を示したことを紹介しながら、患者の意向についての確認義務が医療スタッフ側にあるか、患者が子どもである場合、その両親による代理決定は可能かなど、未だ検討中の問題について、学生たちに論争してもらうことが有効であろう。著者自身が授業に際して、このような臨床的なテーマを取り上げ、方法論的には当事者の実存という視点と、医学的客観的な視点との媒介を果たすことが看護者の責務であるということを、現場でのモデル・ディスカッションを行なうことで、学生たちに体験させてきた。

医療の中心が感染病から生活習慣病へ、さらには遺伝性疾患へと移動していくにつれて、また新しい医療技術が開発されるにつれて、新しい倫理問題が発生してくる。安楽死、出生前診断と選択的人工妊娠中絶、遺伝子診断、さまざまな臓器利用など、看護者はつねに、未知の問題に直面する可能性をもっている。単に倫理原則や法理を知識として教えるのではなく、臨床上のケースに即して、ねばり強く問題解決への道を探っていくプロジェクト研究の形を中心にした授業を展開することによって、発生する倫理的トラブルの典型的なケースについての判断の枠組みを、身につけさせていく必要があるだろう。事態によっては、既成の判断枠では処理できなくなるので、「前例のない前例」に対処する方法について、事例研究によって学んでおく必要もある。

「生命倫理」にかんするトピックスのなかには、出生前診断や代理出産、ＤＩなどのように、看護者の視点からだけでは捉えきることのできない問題も度々登場してくる。たとえば「出生前診断によって自分の子どもに重度の先天的障害が発見されたら、人工妊娠中絶をしてよいか」（第8章）。このような問題について、あらかじめ、その当事者としていかなる選択をするかを考えておくことも大事だろう。各章のQUESTIONを考えていくなかで、個人のアイデンティティの問題にぶつかることもあるかも知れない。

本書を通じて、現代の人間が直面している生きることの意味と、それをめぐる技術への社会的な制約のあり方について、読者に深い理解や考察を促すことができれば、著者として幸いである。

本書は、原則的に各章が独立しており、どの章から読み始めてもよいようになっている。読者のみなさんが最も関心のあるトピックから入ってもらいたい。

看護のための生命倫理〔改訂三版〕＊目次

看護のための生命倫理〔改訂三版〕

第1章

安楽死

――「死の看取り」と「安楽死」のはざま――

二〇一五年六月、健康な二〇代の女性が、自分は「生きるのに向いていない」という理由で「安楽死」を要請し、三人の精神科医によって、その希望が認められたことが報道された。このベルギー在住の二四歳の女性「ラウラ」（仮名）は、健康上の問題を抱えているわけではなかったが、幼少時の虐待が原因で、つねに自殺願望が頭から離れなかったという。人生の最終段階にあるのでもなく、末期の病から生じる肉体的苦痛もない、健康体である彼女からの、医師の手を借りた死（自殺）のリクエストが承認されたという事実は、国際的に物議を醸した。現代人の「生きづらさ」の解決は、致死薬を用いた「安楽死」へと向かうものなのか。

終末期の意思決定をめぐる問題は、世界各国でさかんに議論されている。二〇〇〇年一一月二八日、オランダ下院議会は世界で初めて、医師による安楽死を合法化する法案を圧倒的多数で可決して、世界中の注目を集めた。それに次いで、二〇〇二年五月一六日には、ベルギー下院議会が積極的安楽死を認める法案を賛成多数で可決した。オランダ、ベルギーと相次ぐ安楽死の合法化は、周辺諸国に大きなインパクトを与え、ヨーロッパを中心に積極的安楽死をめぐる議論が巻き起こった。さらに、ルクセンブルクも二〇〇九年三月一七日、厳しい条件つきで安楽死を容認する法律を公布した。

二〇一六年六月には、カナダ連邦議会が「死にゆく際の医療的支援」(Medical Assistance in Dying、通称MAiD)を制定し、ベネルクスと同様、安楽死が認められるに至った。これ以降、ニュージーランドやスペインなども「積極的安楽死」(後述)の合法化に踏み切った。

「安楽死」(euthanasia)という言葉は、ギリシア語のeu(よい)+thanatos(死)に由来し、「苦痛のない、安らかな、よき死」、あるいは「よき死の手助け」を意味する造語である。元々は「大往生」的な意味の言葉であったが、後になって、耐えがたい肉体的苦痛に苛まれている人を安らかに死に導く行為を指すようになった。とりわけドイツ語圏では、「安楽死」という言葉は、ナチス時代の非人道的な殺害プログラムを連想させることから、強烈な負のイメージをともなうようになり、医師や国民のあいだには、その語に対する不信感が浸透している。

この言葉を日本に最初に紹介したのは、森鴎外で、一九一六(大正五)年に上梓された小説『高瀬舟』のなかで、この問題をテーマにしている。

QUESTION

渡辺淳一氏の小説『神々の夕映え』に登場する末期の子宮がん患者、阪田夫人のケースを考えてみよう。彼女はがんの脊髄転移によって神経を圧迫され、背中から腰にかけての激痛に苦しんでいた。最強の麻薬オピアトを投与しても、短時間しか痛みを抑えることができない。夫人はやせ衰えた手で、医師である主人公の「私」の手を掴み、「先生、助けてください」と嗄《しゃが》れた声で訴える。痛みの激しいときには「苦しい、殺して」と叫び、「いつまで生かしておくの、早く楽にして」ということもある。夫の阪田氏は、とにかく「楽にしてやってください」と、主治医の「私」に執拗に懇願してくる。「私」は、どうすればよいのだろうか。

「私」が患者や家族の訴えをしりぞけ、あくまでも阪田夫人を延命させるために、苦痛の緩和よりも延命を優先させる治療を続行したならば、看護者であるあなたは、激痛を訴え続ける阪田夫人と家族を「頑張ってください」と励まし続けなければならない。あるいは、「私」が夫人を「楽に」しようと思い、延命治療ではなく、末期の苦痛緩和や死期を早める措置を採るならば、あなたは、夫人の死を看取る看護をしなくてはならない。あなたは、どう思うだろうか。

1　コンセンサスはどこまでか

夫人の「早く楽にして」という要請が明確なものであった場合、医師の「私」が行なっても非難されないのは、延命より苦痛の除去を優先して、苦痛を抑えてはくれるが心臓に著しく負担をかける強力な麻薬を夫人に与え続けること。または、夫人が呼吸麻痺や肺炎をおこしたとき、挿管や抗生物質の投与等の治療を控えることである。

前者は「間接的安楽死」といわれ、苦痛緩和のために医療用麻薬などの薬剤を投与して、結果的に患者の死期を早めてしまうことである（いわゆる緩和医療死）。ロンドンのあるホスピスなどでは、モルヒネとアルコールとコカインを混合した「ブロンプトン・カクテル」と呼ばれる強力な薬剤が投与される。こうした薬物は、患者の余命を一〇日前後に短縮してしまうが、これを行なった医師が殺人罪に問われることはない。日本でも緩和医療学会の指針等により、暗黙のうちに認められている。

後者は「消極的安楽死」といい、延命のための積極的な措置を控えて、患者を死ぬにまかせることである。これは「尊厳死」ともいわれる。ただし、延命治療を差し控える場合でも、苦痛を取り除く治療は続けられる。「消極的安楽死」もまた広く容認されており、延命治療の差し控えに異論を挟む人はほとんどいない。

2 「積極的安楽死」も認められてよいのでは

これに対して、かりに「私」が阪田夫人に致死薬（塩化カリウムや筋弛緩剤など）を投与し、夫人の生命を直接、打ち切ったとしよう。この場合は「積極的安楽死」といわれ、ごく限られた国や州を除いては、どこでも違法とされている。(1)

二〇二三年二月現在、医師による「積極的安楽死」が立法で合法化されているのは、ベネルクス三国（オランダ、ベルギー、ルクセンブルク）とスペイン、コロンビア、カナダ、オーストラリアの一部の州、ニュージーランドである。(2)

日本では、法制化はされてはいないが一九九五年三月の東海大学安楽死事件に対する横浜地裁の判決のなかで、つぎの四つの要件を満たせば、「積極的安楽死」は刑法的に許容される（医師は罪に問われない）とされている。(3)

①耐えがたい激しい肉体的苦痛が存在すること。
②患者の死が避けられず、死期が迫っていること。
③患者の肉体的苦痛を除去・緩和するために方法を尽くし、他に代替手段がないこと。
④生命の短縮を承諾する患者の明示の意思表示があること。

これ以外に、患者に病名告知をしている、二名以上の医師が「安楽死」に同意している、致死薬の選択が適切である（残酷でなく苦痛を伴わない）という留意点が指摘されている。しかし、これ以後、裁判所にもちこまれた一七例の「安楽死」事件のうち、日本の裁判所が「安楽死」であると認めたケースは、まだ一つもない。京北町事件（一九九六年）、健光園事件（一九九六年）、川崎協同病院事件（一九九八年）などのように、患者本人の意思確認を欠いた「安楽死」事件が多いからである。

たとえ「早く楽にしてやりたい」という慈悲心や同情心からであっても、患者本人の自発的な意思表示を欠いた〈非自発的安楽死〉は、「慈悲殺」（mercy killing）と呼ばれる「殺人」行為であり、患者本人の自発的明示的意思表示を大前提とする「安楽死」とは、明確に区別されるべきである。しかし日本では、この「慈悲殺」、いわば〈患者不在の思いやり〉が「安楽死」のことだと誤解されていることも多い（冒頭に紹介した『高瀬舟』に描かれている出来事も、実はこの「慈悲殺」である。興味のある読者は、上の日本の「積極的安楽死の四要件」を『高瀬舟』のケースに当てはめてみるとよい）。

だが、患者本人の明確な意思表示があれば、「積極的安楽死」は行なわれてもよいのではないか。「私」の恋人、桐子は、施術をためらう医師の「私」に言う。

素人には楽にしてやりたいと思ってもなにもできないのよ。森鴎外の小説に『高瀬舟』というのがあるでしょう。……その点お医者さんなら薬か注射で、静かに死なせてあげることができるわ

けでしょう。……それが患者さんも家族も助けることになるんだわ。(4)

『高瀬舟』では、不治の病に倒れ、絶望と苦痛から喉を剃刀で掻いて自殺を図った弟が、死にきれずに兄に自殺の幇助を依頼することになる。素人にはそんな残酷な方法しか採れない。でも医師なら、致死薬の投与によって安らかに死に導くことができる。患者を苦痛から解放することもまた、医師の職務ではないかと桐子はいう。

患者からの要請に応じて「積極的安楽死」も施術されるべきだという訴えには、「自分の生命は自分自身のものであり、それをいつどのような形で断ち切るか、決めるのは（医師ではなくて）個人の権利だ」という自己決定権の主張も含まれている。

「耐えがたい苦痛」は肉体的なものだけではないだろう。自分の身体が死に近づくことに対する恐怖や不安、悲しみのような感情は、緩和ケアでも取り除くのは難しい。患者が苦痛からの解放を真に望んだ場合、「積極的安楽死」は認められてもよいのではないか。

3 「積極的安楽死」は「ヒポクラテスの誓い」に反する

だが、「積極的安楽死」の合法化に対しては、医師会をはじめ、政治や宗教の領域からも、強硬な反対意見が出されている。

まずは、患者に致死薬を投与して殺すことは、医師の職業倫理に反するという意見である。当然ながら、医師には患者の生命を救う職務があり、殺すのは医療行為を逸脱してしまう。医師の職業倫理を表わした「ヒポクラテスの誓い」には、致死薬の投与はしないという「誓い」がはっきりと明文化されている。

さらに、合法化は終末期医療の停滞を引き起こしたり、患者と医療スタッフとの間の信頼関係を破壊したりするのではないかという懸念も生じている。最後には「死」という選択肢があると思うと、医療者のあいだで、患者の治療やケアにベストを尽くそうという意識が薄れてしまうばかりか、末期患者が「この医師はもう自分が死んだ方がいいと思っている」と考え始めたら、もう治療は成り立たないのではないかという指摘である。

また、積極的安楽死が合法化されれば、貧富の差が生死の差につながるという意見もある。高額な延命医療と並んで、速やかな「死」という選択肢が用意されてしまえば、金持ちは延命か死かを選べるけれども、貧しい人は死しか選べなくなるというのである。

これと並んで、どれほど厳密な条件や措置を装備したとしても、「安楽死」の不正な方向への拡大は防ぎきれないのではないかという不安も根強い。これを「すべり坂理論」といい、ドイツやスイスなどでは、「ダム決壊論」、「堤防決壊論」などとも呼ばれている。とりわけドイツにおいて、最も懸念されている「ダム決壊」は、安楽死の対象の「重症患者から障害者等への拡大」である。(5) すなわち、「積極的安楽死」の合法化が、弱者不要のメッセージとなり、ナチス・ドイツによる「障害者安楽死」

計画と同様、社会的に「生きるに値しない生命」の抹殺につながるのではないかという不安である。

だが、「安楽死」の合法化が、非自発的な「医師の援助による死」の誘因となることを示すような調査データは、現在のところ、オランダでは報告されていない。「すべり坂はなかった」と見られている[6]。安楽死が法制化されても、その必要のない人までもが安楽死に至ることになったり、低学歴で貧しい高齢者や未成年者、精神疾患をもつ人、民族マイノリティが安楽死に追い込まれたりするようなことは、なかったという[7]。「データからは、安楽死が弱者グループにおいて比較的よく行われていることは証明されない[8]」。

たとえ「すべり坂理論」を積極的に正当化するようなデータが報告されたとしても、そのことによっては、必ずしも「積極的安楽死」が道徳的に不正であるということは帰結しない。ある行為の道徳的な評価は、その行為の結果がもつ評価と区別されなければならないだろう。

けれども、同じく帰結主義的な論点ではあるが、つぎの懸念は十分に考慮に値する。すなわち、「積極的安楽死」の合法化が、社会的弱者に対するプレッシャーになるのではないか。安楽死という選択肢が法的に承認されてしまうと、患者の看護に疲れた家族や医療者たちが「さっさと死んでくれればいいのに」という想いを患者に向け、患者をいわば「無言の圧力」で死に追い込んでしまうことになるという懸念である。「積極的安楽死を依頼するように」という第三者による重症患者への圧力は、安楽死の大原則である「患者本人の自発的意思」の確認を難しくしてしまうだろう。

だが、こうした反対派も、「消極的安楽死」については、ほぼ容認しているのである。「消極的安楽死」を容認できるなら、「積極的安楽死」まで認めてもよいのではないか。

4 「消極的安楽死」と「積極的安楽死」との区別は成り立つか

しかし医師会や刑法学者のあいだでは、治療行為の停止と、死を意図した直接的な行為とは、根本的に異なると考えられている。「消極的安楽死」は、不可逆的に死に向かっている患者を自然に「死ぬにまかせること」（Letting die/Sterbenlassen）、つまり不作為による自然死であるのに対し、「積極的安楽死」は明らかに患者を「殺すこと」（Killing/Töten）である、と。

だが、「殺すこと」と「死ぬにまかせること」、あるいは、意図された直接的な行為、すなわち「作為」と、「不作為」との間に、明確な線引きをすることが可能なのだろうか。

（1）「殺すこと」と「死ぬにまかせること」

積極的安楽死の容認派のなかには、積極的安楽死における「殺すこと」と、消極的安楽死における「死ぬにまかせること」との間には、道徳上の決定的な区別は成立しないと主張する人がいる。

たとえばレイチェルスは、つぎのような譬え話を用いて、両者の区別が成り立たないことを示そうとしている。

スミスは、もし彼の6歳の従弟の身に何かあった場合、莫大な財産を得る立場にある。ある晩、その子が風呂に入っているところに彼は忍び込み、その子を溺死させ、それからあたかも事故であるかのごとくにとりつくろった(9)。

ジョーンズもまた、もし彼の6歳の従弟の身に何かがあった場合、莫大な財産を得る立場にある。スミスと同じようにジョーンズは入浴中の従弟を溺死させようと風呂場にしのび込んだ。ところが、風呂場に入った途端ジョーンズは、その子がすべって頭を打ち、頭から水の中に落ち込んでしまうのを見た。ジョーンズはよろこんだ。そして、必要とあらばその従弟の頭を押し込もうと、かたわらに立つ……が、その必要はない。ジョーンズが何もしないでみているうちに、その子はほんの少し手足をバタバタさせただけで、ひとりでに〝事故で〟溺れ死んだ(10)。

この場合、「スミスは子どもを殺したが、ジョーンズは〝単に〟子どもを死ぬにまかせただけであり、道徳的にみて、「スミスの方がジョーンズよりも悪い」と言えるのだろうか。

「殺すことと死ぬままにしておくこととの違いというだけであれば、それ自体道徳的な違いにはならない。……用いられた方法それ自体は重要ではないのである」とレイチェルスは言い、「殺すことが死ぬままにしておくことよりも、それ自体は決して悪くはないのだ」と結論づける。ならば、患者を治療停止によって「死ぬにまかせる」消極的安楽死が広く容認されている以上、患者を「殺す」ことにあたる積極的安楽死もまた、同じように容認されてしかるべきである、というのだ。

(2)「不作為」的「殺人」と、「作為」的「殺人」

「殺すこと」と「死ぬにまかせること」との区別をめぐる議論と並んで、「不作為」と「作為」的な「殺人」との区別もまた、必ずしも自明ではないという反論がある。

たとえば、人工呼吸器を停止させることは「不作為」とされているが、実際に人工呼吸器のスイッチを切る、プラグを抜くという動作は、明らかに患者の死を意図して行なわれる「行為」であって、治療停止が「不作為」だとはいえないのではないか。あるいは、「不作為」であっても、治療を放棄する医師は、自分が延命治療を継続し得ることを充分知った上で、敢えて治療を中止するという決断を下している。このことは、道徳的には「作為」と何ら変わるところがないのではないか。

さらに刑法上も、「殺人」にかんしては、「不作為」が「作為」と同等に評価される場合がある。たとえば、母親が乳児を殺す目的で授乳をしなかった場合などである。この場合は「不真正不作為」と言われ、「不作為による作為」として、「作為」的な殺人と同様に扱われる（他方、不退去罪のような不作為それ自体を「真正不作為」という）。ならば「安楽死」にかんしても、積極/消極の区別は成り立たないのではないか。

これに対して、ドイツの法学者や倫理学者のなかには、消極的安楽死は「患者を「よき死」に導くこと」、すなわち、本来の意味での「安楽死」（Sterbehilfe）の達成の一環であって、これは積極的安楽死とは根本的に異なったものであると主張する論者も多い。

患者が「よき死」を得ることができるようにするため、場合によっては、苦痛の緩和や延命措置を制限することもあるだろう。……重要なのは、「死の看取り」（Sterbebegleitung）であって、人間を殺害することではない[11]。

「よき死の手助け」という、言葉の本来の意味での「安楽死」に合致するのは、死への自然な経過に沿った「消極的安楽死」の方だけであって、死の過程を意図的、人為的に終わらせる「積極的安楽死」は、これとはまったく異なったものであるというのである。

医師の「私」からみてもやはり、両者はまったく別のことである。治療停止によって患者を「死ぬにまかせる」なら、その患者は病気で死んだのである。それに対して、直接に致死薬を投与して殺害するなら、患者の死因は医師の行為である。

まだ生きていける人の命を縮めるのは、それが重態で、本人が望んだとしても気持ちのいいものではない。たとえ罪に問われないとしても人一人をそんな簡単に殺す気にはなれない。……人為的に殺したという、その心の負担が重荷である[12]。

5　モルヒネの投与は「間接的安楽死」か「積極的安楽死」か

冒頭に挙げた阪田夫人の場合、「私」は、阪田夫人に投与するオピアトの量を、要請に応じて無際限に増やすという措置を続け、結果として、彼女の死期を早めることになってしまった。先に述べたように（本章第1節を参照）、これは刑法上、「間接的安楽死」として分類され、一定の条件を満たしていれば合法であり、直接に患者の「死」を意図してなされる行為とは明らかに区別されている。だが、「私」の勤務する病院内では、麻薬を「あんなにつかって、先生は坂田さんを殺そうと思っているのではないか」という噂が飛び交っていた。

QUESTION

薬剤師の高田氏は、「早く死んでもらった方が楽」だから、「私」が「阪田夫人に、安楽死をさせようとして麻薬をつかっている」と批判する。それに対して、山口看護婦は、「先生はつかいたくてつかっているのではない。坂田さんがあんまり苦しむから仕方なくつかっているのだ」といって「私」を弁護している。(13) 看護者であるあなたは、どちらに同意するだろうか。

「間接的安楽死」に対し、これを表立って批判する人は、現在はほとんどいない。だが、苦痛緩和のためとはいえ、強力な麻薬を投与して、患者の死期を早める医師の行為が、まったく問題にされていないというわけではない。たとえば、ナチス時代の経験から、「安楽死」に対して敏感なドイツでは、末期患者に対するモルヒネの投与をめぐって、「間接的安楽死」と「積極的安楽死」との境界線が問題になっている。すなわち、モルヒネの投与は、末期の苦痛を緩和し、「患者を「よき死」に導く」ための医療措置の一環か、それとも、患者の生命を意図的に短縮する「積極的安楽死」にあたるのかという議論である。

モルヒネは、末期の肉体的苦痛を緩和する鎮痛剤としてきわめて有効な薬剤であるが、同時に、多量に投与すれば患者を死に至らしめることが可能であるため、「積極的安楽死」を行なう際にも用いられている。不幸なことに、このモルヒネはナチス時代の「安楽死計画」にも用いられたという過去があるため、ドイツでは、たとえ苦痛緩和の目的であっても、モルヒネの投与は「積極的安楽死」に直接つながる行為とみなされ易くなっている。

そのため、ドイツの医療現場では、モルヒネは苦痛緩和のための「最終手段」とされており、その投与によって死期がそれほど変化しないくらいの、臨終間際の患者にしか投与されないのが普通である。モルヒネの苦痛緩和の効力を十分知りながら、その投与を極度に恐れている医師たちが多いからである。その結果、モルヒネを使えばほぼ確実に抑えることのできたはずの肉体的苦痛に耐えきれずに、「安楽死」を希望する患者が多いという皮肉な事態が発生している。

シャラとベック（Schara, Joachim/Beck, Lutwin）は、こうした医療者間のモルヒネに対する抵抗感が、患者の「よき死」、穏やかな「死の看取り」（Sterbebegleitung）を妨げていると指摘している。[14] 彼らは、モルヒネによる苦痛緩和は「積極的安楽死」にはあたらず、患者に「よき死」を迎えさせるための、「死の看取り」に不可欠な手段であると強く主張する。

末期の肉体的苦痛は、患者に苦痛以外のことを考える余裕を失わせてしまうことが多い。苦痛のコントロールは、本来の意味での"Sterbehilfe"［「よき死」の手助け、「死の看取り」（Sterbebegleitung）］の重要な一要素なのである。[15]

緩和ケアの場面におけるモルヒネの投与は、死にゆく患者が、家族や親しい人たちに囲まれながら「最後まで生きる」ための有効な手段であり、「最終手段」としてではなく、もっと早い時期から投与を考えるべきだと彼らはいう。

6 「苦痛」よりも「孤独」、「尊厳の喪失」

苦痛の緩和と並んで、患者の「よき死」を援助するために決定的な要素が、患者の精神的な面でのケアである。「死」（Sterben）の過程にある患者を積極的安楽死へと向かわせる直接の動機は、多くの場合、肉体的苦痛ではなく、「人生に対する絶望感、寂しさや孤独感など」であるともいわれる[16]。「アスピリンのような単純な苦痛対策と並んで、向精神薬の使用や、薬効の持続性の高いモルヒネ」をうまく使用しさえすれば、「重度の永続的な苦痛であっても……少なくとも患者が耐えられる程度に痛みを抑えることは、ほぼ可能になってきている[17]」。

緩和ケアと安楽死との関係を調査した、最近のベルギーの研究では、適切な緩和ケアを受けている人が、安楽死を要請するといった「正の相関」が見られるという。緩和ケアが不十分だから、安楽死を要請するというケースは、オランダやベルギーにかんしては少ないのではないかといわれている。

別の調査によれば、「孤独、介護問題、伴侶との離別等」も、安楽死要請の際の動機として挙げられている[18]。その場合、肉親や医師らによる「無言の圧力」が作用することもあるという。すなわち、彼らが、患者が「安楽死」を希望するのを無言で待っているという雰囲気だけでも、患者に決定的な影響を与え得るのである。

患者に「安楽死」を希望させる動機に、孤独感ないし疎外感が含まれているという事実が示しているのは、「安楽死」を要請する末期患者が真に求めているのは、必ずしも「死」という「エグジット（出口）」に限られるのではなく、時として患者の精神面での適切な援助、ないし情緒的なケアが必要になることもあるということだろう。

7　安楽死は終末期に限られない

──認知症と精神疾患のケース──

安楽死のケースの大半は、すでに死期が迫り（余命が短く）、身体的に深刻な病状にある患者を対象としているが、オランダでは、新たな傾向として、認知症と精神疾患のケースの増加が指摘されている。認知症も精神疾患もともに、終末期であるとは限らない。たとえば、認知症初期の患者が、病気の進行による人格の喪失などに苦しみ、今後の病状を見据えたうえで、安楽死を要請したり、精神疾患による苦しみから、安楽死がリクエストされたりするケースがある。終末期でないにもかかわらず、安楽死が行なわれていることになる。

オランダの通称「安楽死法」（正式名称は「要請に基づく生命終結および介助自殺（審査手続き法」）には、患者の余命に関する記載はなく、一定の要件を満たしていれば「患者の余命は関係ない」。少なくとも、法律上は「余命の長い患者の安楽死要請に対してもオープン」なのである。[19]

先ほどの日本の安楽死の四要件（七頁）には、「死期が迫っていること」とあったが、今見たオランダを含むベネルクス三国の安楽死にかんする法律には、どこにも「死期が近い」とは記されていない。[20]

さらに、安楽死に「最も寛容な国」といわれるベルギーでは、末期患者ではなくとも安楽死の要請が可能であったため、性別適合手術に失敗した女性が「望まない身体」に耐えられず、安楽死により死亡したケースや、視覚疾患を患う双子の兄弟が「互いの顔を見られなくなってしまうのが耐えられない」と、安楽死したケースもある。

8　終末期の意思決定に対する看護師の関与

冒頭に紹介したカナダの「死にゆく際の医療支援」（MAiD）では、医師のみならず、看護師も安楽死を実施できるとされている。安楽死を実施できるのは、nurse practitioner（NP、診療看護師）の資格をもった看護師のみであるが、医師以外の医療者にも臨死介助や安楽死を行なうことを認めたのは、世界で初めてのケースである[21]。

オランダでは、医師だけではなく看護師も、終末期の意思決定や安楽死のプロセスに大きく関わっていることが明らかになりつつある。オランダの最近の調査では、医療施設で終末期を迎える患者の場合、「安楽死」を考えていることを最初に打ち明ける相手は、医師（二三・四％）よりも看護師（四五・一％）であることが多いということが明らかになっている[22]（ちなみに、ホームドクター制のオランダでは、在宅ケアを受けている患者の場合、最初に打ち明ける相手は医師が六二・二％で圧倒的に多く、看護師が二二・三％である）。

安楽死や自殺幇助における看護師の役割は、オランダの安楽死法では規定されておらず、看護師がそれらを行なうことも認められていない（他方、ベルギーでは、患者からの安楽死の要請があった場合、医師は患者のケアに直接携わっている看護師たちと話し合わねばならないということが、安楽死にかんする法律のなかに盛り込まれている)。だが、最近の調査では、看護師が医師に代わって、安楽死を実施した例も報告されており、看護師の法的地位の曖昧さが、刑事訴追の可能性を呼び込むことが懸念されている。[23] 法的リスクを回避するため、また、患者にとって一番身近なケア提供者として、安楽死等における看護師の法的役割をより積極的に新法に盛り込もうという動きが、オランダの看護師の間に起こってきている。

安楽死という人間の生命をめぐる普遍的な問題が、オランダでは合法、イギリスや日本では非合法というように、国ごとに異なった取り扱いをされていることは、生命の普遍性からして、決して望ましいことではない。刑法学者たちもつねに、こうした状況を問題視してはいるが、安楽死には、各国の宗教や生命観、法制度の伝統などが密接に関わっているため、国ごとにその扱い方が相対化されてしまっているのが現状である。人間の生命のあり方をめぐる国際的な合意を獲得する努力は困難をきわめている。

(1) 人生の終わりに際し、致死薬を用いて患者の生命を終結させる行為は、二つに区別される。
1. 医師が患者に致死薬を投与し、患者の生命を終結させる行為(狭義の安楽死)。
2. 医師が患者に致死薬を処方し、患者がそれをみずから服用したりすること等(臨死介助あるいは自殺介助ともいう）。

1と2がともに認められているのは、ベネルクス三国とスペイン、コロンビア、カナダ、オーストラリアの一部の州、ニュージーランドで（ベルギーでは2は禁止）、2のみが認められているのは、スイスとアメリカのオレゴン州やワシントン州、カリフォルニア州などの一部の州である。オランダなどでは、1と2をあわせて広義の「安楽死」と言っているが、本書で「安楽死」という用語を使う場合には、1の狭義の安楽死（医師による直接の安楽死）を指すこととする。

（2）ベネルクス三国の安楽死法についての解説と資料については、盛永審一郎監修『安楽死法：ベネルクス3国の比較と資料』（東信堂、二〇一六年）が有益である。

（3）ただし、これは地裁判決であり、上級審の判例ではないため、司法的拘束力をもつかどうかについては疑問視されている。

（4）『神々の夕映え』一三五頁。

（5）Schara, Hoahim/Beck, Lutwin/Eser, Albin/Schuster, Josef, “Sterbehilfe”, in : *Lexikon der Bioethik.* Bd. 3,S.453-4.

（6）盛永審一郎監修『安楽死法：ベネルクス3国の比較と資料』九頁。

（7）同右。

（8）同右。

（9）ジェイムズ・レイチェルス「積極的安楽死と消極的安楽死」『バイオエシックスの基礎』一一六頁。

（10）同右、一一六－一一七頁。

（11）“Sterbehilfe”, S.453.

（12）『神々の夕映え』一三六頁。
（13）同右、一五八頁。
（14）“Sterbehilfe”, S.447.
（15）ibid., S.447.
（16）ibid., S.446.
（17）ibid., S.446.
（18）「時の話題」欧日協会ホームページ。
（19）盛永、前掲書、一四頁。
（20）同右、九三頁。
（21）この点については、松田純『安楽死・尊厳死の現在――最終段階の医療と自己決定――』（中公新書、二〇一八年）七五頁以下を参照。
（22）G. G. van Bruchem-van de Scheur, A. J. G. van der Arend, H. Huijer Abu-Saad, C. Spreeuwenberg, F. C. B. van Wijmen, R. H. J. Meulen, “The role of nurses in euthanasia and physician assisted suicide in The Netherlands”, *J Med Ethics* 2008 ; 34, p.254–258, p.255.
（23）ibid., p.255.

■引用・参照文献

五十子敬子『死をめぐる自己決定について［新装増補改訂版］』（批評社、二〇〇八年）
上田健二『生命の刑法学』（ミネルヴァ書房、二〇〇二年）

大鐘稔彦『安楽死か、尊厳死か』（ディスカヴァー・トゥエンティワン、二〇一八年）
甲斐克則『安楽死と刑法』（成文堂、二〇〇三年）
甲斐克則編『海外の安楽死・自殺幇助と法』（慶應義塾大学出版会、二〇一五年）
ヘルガ・クーゼ、吉田純子訳『尊厳死を選んだ人びと』（講談社、二〇〇一年）
小松美彦・市野川容孝・堀江宗正編著『〈反延命〉主義の時代――安楽死・透析中止・トリアージ――』（現代書館、二〇二一年）
フランソワ・サルダ、森岡恭彦訳『生きる権利と死ぬ権利』（みすず書房、一九八八年、二〇〇〇年新装第1刷）
ロナルド・ドゥオーキン、水谷英夫・小島妙子訳『ライフズ・ドミニオン』（信山社、一九九八年）
長尾和宏『長尾和宏の死の授業』（ブックマン社、二〇一五年）
トム・L・ビーチャム、守屋唱進訳「レイチェルスの安楽死論に応えて」H・T・エンゲルハート/H・ヨナスほか、加藤尚武・飯田亘之監訳『バイオエシックスの基礎――欧米の「生命倫理」論――』（東海大学出版会、一九八八年）
町野朔ほか編『安楽死・尊厳死・末期医療』〈資料・生命倫理と法Ⅱ〉（信山社、一九九七年）
松田純『安楽死・尊厳死の現在――最終段階の医療と自己決定――』（中公新書、二〇一八年）
三井美奈『安楽死のできる国』（新潮新書、二〇〇三年）
宮下洋一『安楽死を遂げた日本人』（小学館、二〇一九年）
宮下洋一『安楽死を遂げるまで』（小学館、二〇一七年）
森鴎外「高瀬舟」『森鴎外全集（5）　山椒大夫、高瀬舟』〈ちくま文庫〉（筑摩書房、一九九五年）

盛永審一郎監修『安楽死法：ベネルクス3国の比較と資料』（東信堂、二〇一六年）

ジョナサン・D・モレノ編、金城千佳子訳『死ぬ権利と生かす義務――安楽死をめぐる19の見解――』（三田出版会、二〇〇一年）

ジェイムズ・レイチェルス、小野谷加奈恵訳「積極的安楽死と消極的安楽死」H・T・エンゲルハート／H・ヨナスほか『バイオエシックスの基礎――欧米の「生命倫理」論――』（前出）

渡辺淳一『神々の夕映え』〈講談社文庫〉（講談社、一九八一年）

Schara, Hoahim/Beck, Lutwin/Eser, Albin/Schuster, Josef, "Sterbehilfe," in: *Lexikon der Bioethik*. Bd.3, 1998.

van der Heide A, et al., "End-of-life decision-making in six European countries: descriptive study", *Lancet*. 2003 Aug 2; 362（9381）: 345-50.

van der Heide A, et al., "End-of-life practices in the Netherlands under the zeuthanasia Act", *N Engl J Med*. 2007 May 10; 356（19）: 1957-65.

（以上の二点は、それぞれ、飯田亘之・甲斐克則編『終末期医療と生命倫理』太陽出版、二〇〇八年、二五七－二六三頁、二七〇－二七三頁に要約が収められている）。

G. G. van Bruchem-van de Scheur, A. J. G. van der Arend, H. Huijer Abu-Saad, C. Spreeuwenberg, F. C. B. van Wijmen, R. H. J. Meulen, "The role of nurses in euthanasia and physician assisted suicide in The Netherlands", *J Med Ethics* 2008; 34, p. 254-258.

第2章

減数（減胎）手術は許されるか

看護学校や大学の「生命倫理学」の授業で、「印象に残ったトピックは?」というアンケートをとると、いつも「安楽死」を抜いてトップにくるのが、「減数（減胎）手術」である。つらくて長い不妊治療の末、やっとできた子どもを、今度は中絶しなければならないとしたら、あなたはどうするだろうか。あるいは、授かった四人の子どもをすべて産むことはできず、「四人のうちから、産む子どもを二人だけ選んで下さい」と言われたら、どうすればよいのか。不妊治療の結果、妊婦につきつけられる「あれかこれか」（キルケゴール）を、本章では取り上げてみたいと思う。

つぎのQUESTIONから、話を始めることにしよう。

QUESTION

あなたは産婦人科で働くナースである。新しく担当することになったのは、妊娠七か月で入院してきた三四歳の女性。不妊治療を受けてきた患者さんで、治療六年目にして、初めて妊娠に成功した。だが、診断の結果、おなかの子どもは四つ子（四胎）であることが分かった。四胎妊娠のため、子宮は日を追うごとに肥大化し、患者さんは「大きなおなかに首と両手両足がつき出た赤ちゃんの入れ物」のような姿になってしまっている。(1) ベッドの上で寝返りを打つこともできないばかりか、重度の妊娠中毒症を起こしており、このまま四人とも産むのは難しい状態である。

「減数手術」を受け、おなかの子どもの数を二人に「減らせ」ば、安全に出産することは可能である。担当医は、このまま四胎妊娠を継続すれば、母体が心不全を起こしてしまうかもしれないと説明したが、患者さんは「安全に子どもを産める方法があるなら受けたいけど、自分の子どもを死なせるくらいなら、自然の経過にまかせた方がよいとも思う……」と「減数手術」に戸惑いをみせている。

「減数手術」は日本では公に認められておらず、患者さんは手術に対する「後ろめたさ」と、自分の子どもを「殺し」てしまうという罪悪感に苛まれている。担当医から「あなたからも減数手術を受けるように説得してほしい」と言われた。あなたなら、

1 「減数(減胎)手術」とは

「減数手術」とは、不妊治療のために排卵誘発剤を使ったり、体外受精を行なうことによって、「多胎妊娠」した場合に、母子双方のリスクを考えて、胎児の「数を減らす」手術である。一般に「減数手術」といわれるが、「減数」というと、胎児をモノのように数に置き換えるイメージが強いため、胎児を減らすという意味で「減胎」と表現することもある(日本母性保護産婦人科医会では「多胎減数手術」という言葉を使うことになっている)。

(1) なぜ多胎が起こるのか

「多胎妊娠」とは、二胎以上の複数の受胎をさす(ちなみに、子どもを一人だけ妊娠した状態を「単胎」という)。「多胎」という現象は、自然妊娠においても起こりうる。人間の場合、圧倒的に多いのが「双胎」(双子)であり、ごくまれに「品胎」(三つ子)ができることもある。双子のできる可能性は、約八〇分の一(けっこう確率が高いので、みなさんの友人や同級生のなかに双子を見かけた経験はないだろうか)、三つ子のできる確率は約六四〇〇分の一、四つ子の可能性は(あるとすれば)五一万二〇〇〇分の一なのだそうである。[2] 人間の場合、自然妊娠で起こる多胎はせいぜい「三胎」までであって、「四胎」以上の多胎は、まず起こらないことになっている（起こっても妊娠中に自然に三胎以下に減ってしまったりする）。他方、「減数」の対象となる「多胎」では、「五胎」や「六胎」などもあり、なかには「九胎」妊娠のケースもあるという。なぜ、こんな不自然な数の「多胎」が起こるのだろうか。

原因は、不妊治療それ自体にある。不妊治療や排卵誘発剤によって、三つ子や四つ子ができることは、よく知られているだろう。

排卵が起こりにくいために妊娠しづらい女性の場合、「治療」として排卵誘発剤が用いられる。普通はクロミフェン（クロミッド）が用いられるが、なかには、ヒュメゴン（HMG、ヒト更年期性腺刺激ホルモン）などの強い作用をもつ薬剤が用いられることもある。ヒュメゴンは強力な排卵誘発剤で、一九七五年一月、厚生省に認可された後、多く用いられるようになったが、これに卵巣が過剰に反応し、同時に複数（多数）の排卵を促すことがある（個人差はあるが、人によっては一〇個から二〇個近くの排卵が起こることもある）。夫の精子が正常であれば、妻の排卵期に合わせて性交渉を行なって自然妊娠の可能性を待つことになるが、排卵された卵子の数が多ければ、複数の卵子が受精して多胎が起こりやすいことは言うまでもない。人によっては、五胎になったり、八胎になってしまうといったケースも出てくる。実際、ヒュメゴンが汎用され始めた後、多胎が続発するようになった。

また、夫の精子に何らかのトラブル（精子欠乏症、精子無力症など）があったり、妻が卵巣機能障害を抱えていたりして、自然妊娠（受精）の可能性が見込めない場合には、妻の卵子をいったん体外に取り出して、夫の精子とかけあわせる体外受精を行なわなければならない。

体外受精を行なう場合、できた受精卵をいくつ子宮に戻すのかという問題がある。不妊治療には保険が適用できないため、体外受精の費用はかなり高額になる。一回の費用は国内で約五〇万円。アメリカでは八〇万〜九〇万円程度である。それだけのお金をかけても、妊娠成功率は二〇％前後といわれる。そこでできるだけ妊娠率を上げるために、体外受精卵を多めに（複数）子宮に戻すことを考える。日本産科婦人科学会は、子宮に移植する胚（体外受精卵）の数を三個に限定する会告を出したが（一九九六年「「多胎妊娠」に関する見解」）、二〇〇八年には「生殖補助医療における多胎妊娠防止に関する見解」を改めて示し、移植する胚を原則一つ、「三五歳以上の女性、または二回以上続けて妊娠不成立であった女性などについては」例外的に二つまで認めるとして規制を強めている（排卵誘発剤のみで自然妊娠を待つ方法では、規制はかけられない）。イギリスやドイツでは三個まで、あるいは三個以上の卵子を受精させてはいけないことになっている。しかし、これを遵守したとしても、品胎（三胎）を完全に防ぐことはできない。もちろん、三個の受精卵すべてが着床する妊婦もいれば、三個移植した受精卵のうちのひとつが一卵性双生児となり、四胎になったというケースもある（体外受精卵では、一卵性双生児の発生率がやや高くなるという説もある）。

(2) 多胎のリスク

人間の場合、妊娠のほとんどは単胎であり、多胎になると、自然妊娠のケースであっても、母子ともに何らかのリスクが生じてくることがある。たとえ双胎(双子)でも、お腹のなかの赤ちゃんの体重が二倍になるため、母体の心臓や肺、腎臓などに与える負担が倍増する。流産や早産の危険性も高く、子どもが未熟児や仮死状態で生まれてくることによって、何らかの後遺症や発育上のトラブルを抱えることも多い。双子の場合、少なくとも一方が何らかの障害を抱える可能性は約一〇%、三胎では約二五%と報告されている。(3)

これが自然妊娠ではおよそ「あり得ない」四胎以上の場合には、そのまま出産までこぎつけることさえ、難しくなってくる。母体への負担が生理的限界を超えて大きくなり、重度の妊娠中毒症や心不全を起こしたり、子どもが死産や脳性小児まひ、未熟児網膜症などに罹患する可能性も高くなる。

そこで、妊娠・出産をより安全に経過させるために、おなかの胎児の「数を減らす」手術をして、四胎を二胎にしたりする。これが「減数手術」である。日本国内で初めて行なったのは、諏訪マタニティークリニック(長野県)の根津八紘院長である(国内で初めて代理母出産を実施したことでも知られている、有名な産婦人科医である)。

2　最初の「減数手術」

根津院長自身は、もともと減数手術には抵抗感を抱いており、不妊治療を受けた女性が多胎妊娠しても、できるだけ全員産むように勧めていた。だが、あるケースがきっかけで、減数手術を手がけるようになったという。

きっかけは、八二年に四胎妊娠した妊婦の妊娠経過と出産に関わったことだった。妊娠七か月から入院した小柄な妊婦が、やがて、大きなおなかに両手両足が突き出した「赤ちゃんの入れ物」のような姿に変わっていくさまを見て、母体に大きな負担を強いる多胎妊娠の継続に、女性の立場があまりにも配慮されていないことを感じた(4)。

この四胎妊娠のケースでは、家族の反対を押し切って、院長みずからが妊娠の継続と四児全員を出産することをつよく勧めたところ、生まれた四人の子どものうち、一人が重度の脳性小児まひという障害をもつことになってしまった。四年後の八六年、再び四胎妊娠を経験した根津医師は、前回のケースに対する自責の念と、やっと授かった子どもを全員中絶することの無念さから、かねてから考えていた「減数手術」(院長自身は、この手術を「減胎術」と呼んでいる)を実行した。一九八六年二月四日、全身麻酔下で超音波の映像を見ながら、「ラミナリアという子宮口を開大させる材料を使用、人工妊娠中絶の時の要領で、胎盤鉗子にて胎児を挟み出す方法」で「二胎を減胎」し、一九八六年八月九日、経膣分娩で無事に二児が生まれた(5)。出産の翌日、『読売新聞』を通じて、世界で二例目として報道された。

以後、根津院長は「より安全な方法」を考え、八八年の四例目からは、妊娠初期（一〇週位）に、一部の胎児に塩化カリウムを注入し心停止させるという方法をとっている。「塩化カリウム」（KCLと表記される）は、安楽死のさいの致死薬としても用いられる薬剤であり、即効性があって心臓まひをひき起こす作用をもつ。成人の安楽死に用いる場合には、注射や点滴によって、静脈に薬液を注入するが、胎児に用いる場合には、超音波診断装置のモニター画面で胎児の位置を確認しながら、そのまま胎児の心臓に針を刺し、薬液を注入する。医師が聴診器で胎児の心音が停止するのを確認して、手術は終了する。

根津院長は、原則として三胎以上の場合に行なう、経済的理由は認めないなどの条件を設定したうえで手術を行なっており、なかには九胎妊娠のケースもあったという。手術後、流産や早産を除いた九四％が無事に出産したそうである。(6)

不妊治療の結果、多胎妊娠をしてしまっても、この「減数手術」を受けて胎児の数を減らせば、残りの子どもを無事に出産できる可能性は高くなる。たとえば、フォードはつぎのような調査結果を挙げている。品胎（三胎）一四〇ケース中、そのまま妊娠を継続させた一〇六のケースでは、妊婦二五週前に二一％が全ての子どもを流産してしまったのに対し、減数手術を受けた残り三四ケースでは、流産のリスクは九％だったという。(7)

だが、根津院長の「減胎術」が報道されると同時に、国内では「医師が「生命の選択」に手を貸してよいのか」という批判が向けられ、一九八八年三月、日本母性保護医協会(現・日本母性保護産婦人科医会、通称「日母」)が「減数手術は優生保護法(現・母体保護法)違反である」として、国内での実施を禁止したのである。以後、減数手術は「禁断の手術」となってしまった。日母が減数手術を禁止する「理由」を検討してみなければならない(日母は、母体保護法指定医の団体で、会員数は約一万三〇〇〇人。つよい影響力をもつ)。

3 「減数手術」に対する日母の見解

減数手術を「違法」とする日母の見解は、二つにまとめられる。一つは「KCL(塩化カリウム)注入法は、母体保護法(旧優生保護法)の「中絶」方法に反している」。胎児に塩化カリウムを入れて心臓を止めるという方法が、母体保護法で定められた「中絶」方法を守っていないというのである。

一九九六年に改正された母体保護法(旧優生保護法第一四条四項)では「人工妊娠中絶とは、胎児が母体外において、生命を保続することのできない時期に、人工的に胎児及びその付属物を母体外に排出することをいう」と定義されている。この条文からすれば、胎児を母体の外に出すことのない減数手術は、母体保護法の適応を受けられず、刑法二一四条の「堕胎罪」によって罰せられるというのである。この理屈は正直いって今ひとつ分からない。だが、つぎの理由の方が本質を突いているように思われる。

「減数手術は生命の選別につながる」。すなわち、一般の人工妊娠中絶とはことなり、減数手術では、一部の胎児を「選んで」施術をする。根津院長の場合は、あくまでも手術操作のしやすい位置にいる胎児を「選んで」手術を行なっている。これに対して、インタビューを受けた日母の幹部は「自分が一番やりいい、一番近いところにいる赤ちゃんを選んで［中絶］手術をしている。果たして医者に、生命を選別する権利があるのか」と批判している。子どもを「選んで」中絶するという減数手術のこうした側面はまた、子どもの「質の選択につながる」という危険性をもはらんでいる。

たとえば、四胎を二胎に減数するという場合を考えてみる。このとき、「どの子を残すか」、あるいは「どの子を死なせるか」という問題が生じてくる。こうした場合、医師も親も最初に考えるのは、障害をもたない子どもを残したいということではないだろうか。たとえば、四人の子どものうち、二人の胎児がダウン症であれば、ほぼ間違いなくダウン症の子どもの方が処置されるだろう。またさらに、胎児全員に障害がなければ、胎児の性別が選択の基準になるかもしれない。男の子がほしいという親であれば、女の子が先に処置されるというように、減数手術が許されると、男女産み分けが行なわれてしまうことにもなる。

するとたとえば、親がわざと多めに多胎しておいて、その胎児のなかから、できるだけ自分たちの好みに合った子どもを「選ぶ」という可能性も否定はできない。このように数を減らすという行為が、自動的に「子ども選び」につながってしまうという側面をもっている。

みなさんのなかには、「親が生まれてくる子どもを選んで何が悪い。子どもを育てるのは親なのだから」と思う人もいるかもしれない。だが、現在の日本では、障害の有無や性別などといった、子どもの「質」によって、生まれてくる子どもを選ぶ（選んで中絶する）ことは許されていないのである（これを「選択的人工妊娠中絶」という。本書一六六頁参照）。

この点に関して、二〇一三年八月、気になる報道がされている。根津医師の諏訪マタニティークリニックで、病気や障害などが見つかった胎児を選んで減数手術を行なったケースが、これまでに三六例あることが分かったという。これらが減数手術をしなければ母子ともにハイリスクになるという状況下でのことだったのかどうか、詳細は明らかになってはいないが、日母が懸念する「生命の質」による選択という問題が、必ずしも杞憂ではなかったことを示唆しているのではないか(8)。

4　不妊治療で「多胎妊娠」してしまったら

こうした二つの理由から、日母は日本の産婦人科医たちに「減数手術」禁止令を出している。では、不妊治療で多胎妊娠してしまったら、どうすればよいのか。その場合には、「全胎児を中絶すればよい」というのである。全部の胎児を中絶するのであれば、子どもを「選ぶ」余地がないからである。母体が危険な場合には、母体保護という観点から身体的理由による中絶が認められており、多胎のリスクからすべての子どもを中絶することは、法に触れることではない。すると、たとえば、五胎妊娠してしまった場合、五人全員を中絶するのは許されて（合法で）、五人のうち三人を減数して二人を助けるのが違法であるという、理不尽なことになってしまうのである。

現在、「減数手術」が認められていない日本では、多胎妊娠した女性の選択肢は、全員出産するか、全員中絶するかのいずれかである。七胎妊娠してしまった場合には、七人全員を産むか、七人全員を中絶するかという「究極の選択」となってしまうのである。どちらも選ぶことのできない選択肢である。無理な多胎妊娠を継続させて自然の経過にまかせれば、死産や早産となり、何人かの子ども（時には全員）が死亡したり、生存したとしても脳性まひなどの後遺症を残す子どもが出てくる。最悪の場合には、母体にも合併症が起きて、「母子共倒れ」になることも起こり得るだろう。

かといって、このようなリスクを回避するために全部の胎児を中絶するというのも、きわめて厳しい選択である。やっと授かった念願のわが子を中絶しなければならない、その無念さは量りがたい。そもそも不妊治療自体が、きわめて成功率の低い試みである。その成功率は二割弱であり、一〇組の不妊カップルのうち八組は、ときには何百万円もかけて心身ともに疲弊した後、泣く泣くあきらめることになるのである。妊娠に成功した二割のカップルもまた、そのうちのさらに一～二割が多胎妊娠となり、中絶か出産かという「あれかこれか」におちいるのである。

QUESTION

あなた自身（またはあなたのパートナー）が不妊治療によって「多胎妊娠」してしまったら、どうするだろうか？

a．すべての子どもを出産する。
b．すべての子どもを中絶する。
c．ひそかに減数手術を受ける。

現実には、bやcが選択されてきた。病院によっては、減数手術の存在自体を患者さんに伝えていなかったところもある（「違法」であるため施術できない／したくないからである）。あるいは、みずからひそかに減数手術を行なった医師や、禁止後も減数手術を行なっていた根津院長のもとに患者を紹介してきた医師もいる。こうして水面下で行なわれてきた減数手術の存在が、根津院長が匿名で告白した『毎日新聞』の記事「四角い青空――操られる生命――」(9)をきっかけに、一般の人びとに広く知られるようになった。

5　減数手術をめぐる議論

中絶用手術台のわきのいすに座った。超音波診断装置の画像を見ながら、長さ約一〇センチメートルの特殊な注射針を妊婦の腹に刺す。妊娠八週目、五つ子だ。胎児一人の大きさは約三センチメートル。画像で、小指ほどの大きさの「五つの生命」が、元気に動いている。一五分たった。針は妊婦の腹壁に近い胎児の腹部に刺さった。針はそのままにして注射器を素早くつけ換え、〇・四ミリリットルの塩化カリウムを注入する。胎児の動きはすぐ止まり、心拍も消えた。同じ作業を三回。手術は一時間で終わった。胎内に宿る生命は二つになった。待合室の夫は「これで安心です」と、頭を下げた。――昨年一二月下旬のことだった。[10]

この連載記事のなかで、根津院長は匿名で、胎児の心臓に針を刺して塩化カリウムを注入する手術の生々しい様子と共に、水面下で「禁断の手術」を行なってきたことを告白した。この告白に対して、日母は、同年三月一日、全国の日母の会員に向けて「このような行為は、明らかに現行優生保護法違反である。……［減数手術は］優生保護法上での人工妊娠中絶に該当せず、堕胎罪の適用を受ける可能性がある」と、一九八八年の見解を再度通知した。[11] これに根津院長がつよく反発し、オープンな議論をしないまま現状を放置すれば、手術が水面下にとどまったままになり「危険だ」と「判断」し、マスコミに対して、実名でみずからの手がけた減数手術の実態を公開した。[12] 院長のこの「捨て身の問題提起」によって、日本に「減数手術」の是非をめぐる一大論争がまき起こることになった。[13]

QUESTION

減数手術を続ける根津院長は、「多胎妊娠は、不妊治療の過程で医者が作った副作用の結果。それを忘れて、全員生むか？　全員中絶するか？　と、患者に選択させるのはあまりにも無責任ではないか。多胎を減らす努力はもちろんだが、現実に今、多胎で苦しんでいる目の前の患者さんにとって最善の方法を考え、助かる命は一人でも二人でも助けるのが、医者として自分ができること」という(14)。

それに対して、減数手術に反対する医師たちは、「医師が直接「生命の選択」に手を下してもいいのか」「多胎でも元気に育つ可能性もあるのだから、それを始めから摘んでしまってはいけない」「生まれてくる子どもの条件（数、性別、障害の有無）を親や医師の側が選択することは許されない」「減数を許可するより、多胎そのものを減らす努力をすべき」などと主張している(15)。

あなたは、どちらの意見に同意できるだろうか。

QUESTION の最後に出てきた「減数を許可するより、多胎そのものを減らす努力をすべき」という反対派の意見について、ひと言つけ加えておかなければならない。根津院長自身はけっして、多胎をつくってしまう不妊治療自体を容認しているわけではない。院長みずからができるだけ多胎をつくらないための配慮をしている。だが、多胎の発生率を下げることはできても、それを皆無にすることはできない。そうした多胎をつくらない努力にもかかわらず、やむを得ず起こってしまった多胎妊娠に対して減数手術を行なっているのである。諏訪マタニティークリニックで手掛けた減数手術のうち九割は、他院での不妊治療の結果、多胎となり、減数手術を必要として来院したケースである（二〇一三年八月時点では、一〇〇一例中九二一例がそれにあたり、うち一七％が紹介状ももらえず、患者自身が同クリニックを探してたどり着いたという[16]）。

前述（本章2節）したように、一九八六年に根津医師が世界で一例目、日本で初めて実施して以来、この手術は八〇〇例以上行なわれ、一〇〇〇人以上の子どもが誕生しているという[17]。医師たちのあいだにも、根津院長を支持する意見が聞かれるようになった。その一人、日赤医療センターの雨森良彦副院長はつぎのようにいっている。

日本ではこれだけ中絶が広く行なわれているのに、減数はどうして許されないのか。四つ子を三つ子にするのがよくないなら、中絶はゼロにすべきだ。減数は残される生命を助けている。中絶には日本よりはるかに厳しいアメリカでも、減数は社会的に認知されている[18]。

また、そもそも減数手術が必要になるのは、多胎をひき起こす不妊治療のためであるから、不妊治療と多胎妊娠とのあいだに強力な因果関係がある以上、減数手術も不妊治療と「セットで」認めるべきだという意見も出された。いずれにしても、不妊治療を行なう医師側が多胎をつくっておきながら、患者さんだけにつらい選択を押しつけるという状況は容認しがたいということが、一般の人びとのあいだで認知されるようになった。

結局、日母は態度をやわらげ、減数手術の是非や実施方法、安全性などを検討する必要があるとし、日本産科婦人科学会に委員会の設置を呼びかけた。その後、一九九九年三月二八日、日母の法制検討委員会は、母体保護法の改正について審議し、減数手術も容認すべきだとの見解をまとめ、代議員会で報告したそうである。この見解では、人工妊娠中絶の定義を「胎児、およびその付属物を母体外に排出する場合、または母体内において胎児を消滅させる場合をいう」とし、多胎減数手術は、人工妊娠中絶の適応で実施することが提案された(19)。これによって、減数手術容認への第一歩が踏み出されたことになる。

だが、日母が減数手術を容認するようになり、この手術が公認されるようになったとしても、それで問題がすべて解決するわけではない。この問題の難しさは、多胎妊娠した患者さんが減数手術を受けて、安全に出産できればハッピーエンド、というわけにはいかないところにある。

6 「さよなら、ごめんね」

減数手術を受けた患者さんの多くは、深い傷を心に残し、おなかのなかで死んでしまった子のことをけっして忘れることができないそうである。三胎妊娠となり、根津院長のクリニックで減数手術を受けて、無事に双子を出産した女性から院長のもとに届いた手紙には、こう書かれてあったという。

中絶か、三児とも産むかで主人と泣いて話し合い、一度は中絶を決断した。それでも病院に行けずにいたところ、この手術のことを知った。手術を受けていなければ二人の子はいなかった。[20]

四胎となり減数を受けて二胎にした女性は「手術台の上で「さよなら、ごめんね」と二人の胎児に謝った。生まれた二人の子たちは四人分の命」と記しているそうである。[21] 根津院長は「患者さんは悩んだ末にこの手術を受ける。生まれた子が元気なほど、生を受けなかった子のことが心に残る」と話している。[22]

ある報道番組の特集で、三胎妊娠したが、子宮に筋腫があるために二人しか産めない患者さんが、根津院長のもとで減数手術を受ける場面が報道されていた。術後、超音波の画像で残りの胎児が元気に生きている姿を確認した患者さんが、インタビューに対して複雑な心境を語っていた。「死んでしまった子も映っているので、複雑な気持ちです……妊娠したことは、家族にも友人にも、誰にも話していません。これで［減数手術を受けて］やっと話せる状況になった……」。

ただでさえ（自然妊娠の場合でさえ）、多胎自体がよくないことだとされる風潮がある。西洋や日本でも、双子は不吉だと忌み嫌われ、子どもの一人を孤児院や里子に出したりしていたこともあった。

また、不妊治療で四胎や五胎になってしまった場合には、年配の人からは「イヌやネコじゃあるまいし」などと心ない言葉を投げつけられ、深く傷ついてしまうこともあるかもしれない。さらに、減数手術を受けることになれば、出産と中絶を同時に行なうという複雑な状況に立たされるわけである。「妊娠＝おめでた」という一般的なイメージが、患者さんの抱える問題をよりいっそうシビアに引き立たせている。

予想されるトラブルはまだある。たとえば、出産後の親子関係はどうだろうか。減数手術の際に「選ばれて」生まれてきた子どもが、親の期待通りに育たなかった場合、親は減数してしまった子どもを想い出し、「この子の方を産んでいたら……」などと考えてしまうこともあるかもしれない。

あるいは、「選ばれて」生まれてきた子どもが、自分を助けるために兄弟が殺されたと知ったらどうだろうか。自分の誕生が兄弟姉妹の死と隣あわせになっていることをどう受けとめるのか。場合によっては、減数されていたのは自分の方かもしれないと考えてしまうかもしれない。

ここまで考えてくると、減数手術を受けることをためらっている患者さん（冒頭のQUESTION）に対して、「残りの赤ちゃんを大切に育てていきましょうね」などという言葉は「気休め」にもならないかもしれないと思われる。減数手術を容認する風潮が高まる一方で、このような（当事者の実存という視点から生じる）問題については、未だ検討さえもなされていないのが現状である。こうした苦悩の渦中にある患者さんに、あなたは、どのような言葉をかけるのだろうか。

（1）一九九八年四月三〇日「医療ルネサンス」Yomiuri On-Line, http://www.yomiuri.co.jp
（2）飯田市立病院産婦人科のホームページ、http://www.imh.iida.nagano.jp
（3）石井トク『看護の倫理学』二八頁。
（4）「医療ルネサンス」Yomiuri On-Line
（5）諏訪マタニティクリニックホームページ、http://e-smc.or.jp
（6）「医療ルネサンス」Yomiuri On-Line
（7）Norman M. Ford, *The Prenatal Person: Ethics from Conception to Birth*, Blackwell Publishing, 2002, p.152.
（8）『読売新聞』「社説　減胎手術　生命倫理に関する議論深めよ」（二〇一三年八月一四日付）。
（9）『毎日新聞』一九九三年二月八日付。
（10）同右。
（11）日母医法三月号。
（12）『日本の論点94』四二六－四二七頁。
（13）論争状況の詳細については、『日本の論点94』を参照していただきたい。
（14）「医療ルネサンス」Yomiuri On-Line
（15）同右。
（16）諏訪マタニティクリニックホームページ http://e-smc.jp
（17）同ホームページ。
（18）『毎日新聞』一九九三年三月六日付。

（19）「日本母性保護産婦人科医会提言案　女性の権利を配慮した母体保護法改正の問題点——多胎減数手術を含む——」『日母医報』一九九九年八月号付録。
（20）「医療ルネサンス」Yomiuri On-Line
（21）同右。
（22）同右。

■引用・参照文献

石井トク『看護の倫理学』〈現代社会の倫理を考える1〉（丸善、二〇〇二年）
霜田求編『テキストブック　生命倫理』（法律文化社、二〇一八年）
根津八紘「日母がどう反対しようと私は多胎妊娠に対して減胎術を止めない」『日本の論点94』（文藝春秋、一九九三年）
根津八紘『減胎手術の実際——その問いかけるもの——』（近代文芸社、一九九八年）
根津八紘「多胎妊娠と減胎手術——主として母体保護の観点から——」齋藤有紀子編著『母体保護法とわたしたち——中絶・多胎減数・不妊手術をめぐる制度と社会——』（明石書店、二〇〇二年）
Norman M. Ford, *The Prenatal Person : Ethics from Conception to Birth*, Blackwell Publishing, 2002.

第3章 医学実験・治療実験

医学の進歩は、過去の患者の「人柱」の上に成り立っていると言われている。現在、私たちの使っている市販薬や病院で受ける治療法はすべて、実験段階を経て実用化されている。だれかが過去に被験者になって、リスクを引き受けてくれているのである。毎年、冬になるとさかんに宣伝される新発売の風邪薬でさえも、新商品一つにつき、二万人から三万人の被験者が存在している。だが、それを意識して薬を使っている人は、おそらくほとんどいないだろう。

「医学実験」とは、医学研究のために行なわれる実験で、さまざまな薬や治療法の有効性、安全性などを確かめるための実験である。本章では、人間を対象としたいわゆる「人体実験」の妥当性を扱っていくことにしよう。

まずは、つぎのような根本的なQUESTIONから、考えてみたい。

QUESTION

「クスリはリスク」と言われるように、人間を対象とした新薬の実験には、リスクがつきものである。しかし、実験的な試みなしには、医学の進歩はあり得ないことも確かである。あなたは、「人体実験」を認めてもよいと思うだろうか。あるいは、自分の担当する患者さんに、リスクの予測がつかない新薬の「実験」に参加してもらってもよいと思うだろうか。

授業でこの質問を投げかけると、ほとんどの学生が、一般論としては、「よいと思う」と答える。「実験」なしには、医学が停滞してしまうし、エイズやがんの特効薬の開発など、医学はまだまだ前進しなければならない。不治の病で苦しむ患者さんを救うためには、認めてよい「というか、認めざるを得ない」というのが、大半の意見である。

しかし、看護者としてはたらくあなたは、不満に思うかもしれない。「目の前の患者さんのケアに最善をつくすのが私の仕事なのに、なぜ患者さんをリスクに晒すような「実験」の片棒をかつがなければならないのか」と。ましてや、この「人体実験」が健康な人を対象に行なわれる場合（後述）、「わざわざ健常な人の健康を害したり、クスリ屋を儲けさせるためにはたらきたくない！」と思うかもしれない（実際に、このように感じる看護者はいるようである）。

1 「臨床試験」とは

「人体実験」、すなわち、ヒトを使った医学実験は、一八世紀半ばから行なわれており、昔は、死刑囚や植民地の住人などを被験者にしていたこともあった。現在では、囚人を被験者にすることは、治験（治療実験）など、本人にとって治療的な意味合いがある場合は別として、原則的には行なわれていない。また、「人体実験」という言葉も、今は使わないことになっている。この言葉がかなり生々しい響きをもっていて、過去の残酷な事件（とくに大戦中のナチスや日本の七三一部隊などによる残虐な行為）を想起させるためである。そのため今は、「臨床試験」（clinical trial）という言い方をしている。**"clinical trial"** という言葉は、正確に訳せば「臨床実験」になるが、「実験」という言葉自体に、モルモットとして扱われるというイメージが強いため、「臨床実験」という言い方もまた慎重に避けられている。「臨床試験」の代わりに、「ヒト試験」という言葉が用いられることもあり、表現は必ずしも統一されてはいない。

2 「臨床試験」をめぐる争点

「臨床試験」をめぐる争点は、何といっても、医学の進歩と被験者の「人権」との対立であろう。「試験」（実験）というのは、少々露骨に言えば、患者や健康人、つまり人間を、データ獲得のための「手段」として利用することである。本来、「目的自体」としてその尊厳を尊重されるべき人間（ヒト）が、新薬開発のための道具（モノ）にされてしまう。こうした〝ヒトのモノ化〟に、私たちの道徳的直観が敏感に反応するのである。ヒトをモノにしてしまう「試験」は、被験者の「人権」を無視する行為なのではないか。

だが、「試験」そのものが全面的に廃止されてしまえば、医学の進歩は永遠にあり得なくなる。エイズやがんなど、私たちを苦しめる病の数々に対処していくためには、医学の前進がどうしても必要である。そこで、現在は、一定のガイドラインを守って被験者の人権に最大限に配慮しさえすれば、「試験」それ自体は許されるという考え方が支配的になっている。「被験者の人権に配慮する」とは、強制力が働かないように配慮する、必ず本人の自発的な同意を得る、また、いったん同意書にサインしてしまった後でも（たとえ「試験」の途中であっても）、いつでも同意を撤回できるようにする等である。このように「試験」前でも、「試験」中であっても、被験者の完全な自由意志を尊重するという条件下でなら、「試験」は行なってもよいとされている。実際には、「被験者の人権を尊重」するためのガイドラインがある。

3 「ヘルシンキ宣言」
――「臨床試験」のための世界共通のガイドライン――

具体的な倫理規定としては、世界共通のガイドラインが二つある。

①「ニュルンベルグ綱領」(一九四六年)
②「ヘルシンキ宣言」(一九六四年-)

「ニュルンベルグ綱領」の元になっているのは、第二次大戦後、一九四五年一一月から行なわれた「ニュルンベルグ裁判」の判決文である。「ニュルンベルグ裁判」は、ナチスの戦争犯罪を裁いた裁判であり、その判決文のうち、ナチスが戦時中にユダヤ人に対して行なった生体実験が裁かれた部分が独立して、「ニュルンベルグ綱領」となったのである。

大戦中、ナチスはユダヤ人捕虜に対して、静脈のなかにガソリンを入れたりするなど、きわめて残虐な「実験」を繰り返した(最も悪名高いのは、およそ四〇万人のユダヤ人を犠牲にしたメンゲレ医師だろう)。そこで、こうした人権を無視した非人道的行為が二度と起こらないように、「実験」を行なう際のガイドライン(被験者の人権を最大限に配慮し、インフォームド・コンセントを重視せよという内容）を厳しく設定したのである。

ちなみに、ナチスと並んで、大戦中に旧満州で行なった残酷な実験で知られているのは、日本の七三一部隊である。だが、ナチスと違い、七三一部隊の「実験」は、戦争犯罪として裁かれることはなかった（アメリカ軍と取引きしたため）。もしこれが極東国際軍事裁判で裁かれていたとしたら、日本の医療風土も、今とは違ったものになっていたかもしれない。

この「ニュルンベルグ綱領」を発展させたのが、一九六四年に世界医師会によって採択された「ヘルシンキ宣言」である（二〇一三年一〇月にWMA（WORLD MEDICAL ASSOCIATION）フォルタレザ総会で改訂されたもの）[1]。ここでは、「一般原則」の「8」と「インフォームド・コンセント」の「26」をみておこう（全文については、巻末を参照）。

（1）「被験者優先の原則」

一般原則

8．医学研究の主な目的は新しい知識を得ることであるが、この目標は個々の被験者の権利および利益に優先することがあってはならない。

ここは、いわば「被験者優先の原則」とでも表現したくなる箇所である。くだいて言えば、実験データよりも、患者の方が大事だ、ということである。本人にとってリスクの高い実験なら、それがどんなに医学的にみて意義のある実験であっても、行なうべきではない。今となっては、当たり前だと思われるかも知れないが、ひと昔前まで、このことは必ずしも「当たり前」のことではなかった。医師にとって、興味深いデータがとれ、自分の業績になるのなら、リスクの高い「実験」でも行なわれることはあったのである。

わが国でも、患者の利益よりデータ獲得の方に関心が向けられたと思われるケースは存在している。たとえば、一九九四年一一月に、血圧降下剤ラシジピンの臨床試験の際、医局の事務担当者が、患者の同意文書を大量に捏造し、患者に無断で（インフォームド・コンセントをとらずに）治験を行なっていたことが明らかになった(2)。このとき、同一の筆跡でサインされた同意書が、三〇〇枚以上も発見されたという。

さらに、二〇一二年三月、慶応義塾大学医学部の教授が、複数のがん患者から、事前に同意を得ないまま骨髄液を採取していた。がんの幹細胞にかんする臨床研究に使う目的で、治療のための手術をした際、患者本人の同意を事前に得ることなく骨髄液を採取していたのである。その際にはまだ、同大倫理委員会の承認を得ておらず、厚生労働省が定める「臨床研究に関する倫理指針」にも違反している(3)。

たとえ健康被害が生じることがなくても、当人の同意を得ずに、彼らの知らないところで研究を行なってしまうことは、被験者の自由意志を無視し、患者を研究データ獲得の手段として利用することである（五一頁参照）。

（2）「臨床試験」におけるインフォームド・コンセント

続いて「ヘルシンキ宣言」の「26」をみていくが、ここには「臨床試験」の際に必要とされるインフォームド・コンセントの概要が提示されている。

26．インフォームド・コンセントを与える能力がある人間を対象とする医学研究において、それぞれの被験者候補は、目的、方法、資金源、起こり得る利益相反、研究者の施設内での所属、研究から期待される利益と予測されるリスクならびに起こり得る不快感、研究終了後条項、その他研究に関するすべての面について十分に説明されなければならない。被験者候補は、いつでも不利益を受けることなしに研究参加を拒否する権利または参加の同意を撤回する権利があることを知らされなければならない。個々の被験者候補の具体的情報の必要性のみならずその情報の伝達方法についても特別な配慮をしなければならない。

被験者候補がその情報を理解したことを確認したうえで、医師またはその他ふさわしい有資格者は被験者候補の自主的なインフォームド・コンセントをできれば書面で求めなければならない。同意が書面で表明されない場合、その書面によらない同意は立会人のもとで正式に文書化されなければならない。

医学研究のすべての被験者は、研究の全体的成果について報告を受ける権利を与えられるべきである。

①まずは、「十分な説明」がなされなければならない。「臨床試験」開始前（というより同意を得る前）に、必ず被験者に対して、十分な説明・情報提供をする。実施する側が知っている（知り得る限りの）情報を一〇〇%開示するということである。被験者に対して、隠しごとがあってはならない。

②つぎに、「研究参加を拒否する権利または参加の同意を撤回する権利」。つまり、被験者側の自発的同意が不可欠ということである。必ず参加者の自由意志による同意が必要であり、その「同意」にいっさいの強制があってはならない。①②を併せて、「インフォームド・コンセント」という。

③この「インフォームド・コンセント」を「書面で求めなければならない」。法律用語で言えば、「明示的意思表示」ということである。「明示的」とは法律用語で、意思を形にして表わすこと、具体的には、参加者の同意（「インフォームド・コンセント」）を「書面」でとることである。なお、この「宣言」には、「できれば書面で」とあるが、日本では、厚生労働省の「医薬品の臨床試験の実施の基準に関する省令」（GCP省令）のなかで、治験の際、被験者から「文書による同意を得なければならない」（第五十条）とある。

「インフォームド・コンセント」および書面による同意が、「ヘルシンキ宣言」および日本のGCPに提示された「臨床試験」の条件であるということになる。現在、この条件下で、数々の「試験」が広く行なわれている。

4 「臨床試験」の実際
——新薬が世に出るまでの手順——

新薬が開発されてから、それが市販化されるまでのプロセスをたどってみよう。製薬会社が「新薬」を開発した場合、それを市販化するためには、その薬を使った「動物実験」と「臨床試験」のデータを厚生労働省へ提出して、販売許可を申請しなければならない。「臨床試験」には、Phase 0～3までの四段階があり、これに沿って段階的に実施することが世界共通のルールになっている。

(1) 動物実験(Pre-clinical)

まずは、できあがった薬を、マウスやラットに投与してみる。人間に投与する前に、必ず動物を使って「実験」しておくことになっている。

動物で目立った副作用が見られなかった場合にだけ、ヒトで「試験」をすることになる。しかし、動物実験でリスクが見られなかったからといって、人間にとって一〇〇%安全とは限らない。動物と人間には、明らかに「種差」があるため、ヒトにしか出ない副作用も相当あるからである。その典型例が、有名な薬害として知られている「サリドマイド」事件である。

「サリドマイド」は、一九五〇年代にドイツで開発された医薬品であり、鎮静剤や睡眠薬として、また、妊婦のつわりの苦痛を取り除くために、日本でも広く利用されていた。ところが、一九六〇年前後、これを服用した妊婦の多くが、死産や肢体不自由児を出産し、この薬剤に催奇性があることが判明した。この薬害が発生した後、改めて動物実験が行なわれたが、この副作用はマウスやラットなどでは見られず、かろうじてウサギに催奇性が出ることもあるということが確認されたそうである。

したがって、「動物実験」から「臨床試験」への移行時には、安全性の予測が立ちにくいという難点がある。「臨床試験」に反対する人のなかには、動物実験だけでいいじゃないかという人もいるが、動物実験だけでは、どうしても安全性の保障はできない。また、それだけに「臨床試験」へとステップを進めるときには、かなり勇気がいるのである。

（2）臨床試験（Phase 1,2,3）

Phase 1（第一相）

Phase 1（フェイズ1）では、まずは薬を薄めてから投与してみて、安全性の確認（副作用の有無）を中心にみていく。約三〇人ほどの被験者（原則的には健康な人）に参加してもらい、極小量から投与を始め、「薬物動態」（薬物の吸収、分布、代謝、排泄などの、体内での薬物の動き）や血中濃度の動き、臓器への負担を調べる。アメリカでは、被験者に副作用が出るまで投与量を増やすが、日本ではそこまではやらないことになっている。日本では副作用を出す目的の試験は許可されておらず、健康な人にわざと副作用を出させた場合、「傷害罪」が成立するかもしれない。フェイズ1では、被験者は健康な人である（そのため「非臨床試験」と言われることもある）。ここで問題になるのが、「いったい誰の身体を使うか？」ということである。

QUESTION

フェイズ1では、かつては囚人や植民地の住人などを黙って被験者にしていて、一般の人が被験者になることはなかった。だが、現在では、囚人であっても「人権」があり、むやみに被験者にされるべきではないとのことから、一般の人びとのなかから被験者を募らなければならなくなっている。あなたがフェイズ1の被験者としてふさわしいと思うのはどんな人？

a. 製薬メーカーの社員（自社製品の被験者になる）。
b. お金がほしい学生のアルバイト。
c. 仕事がなくてこまっている途上国の人。

aの「製薬メーカーの社員」が「自社製品の被験者になる」ことは現にある。自社の製品を作るんだから、社員がやればいいという意見は一理あるかもしれない。被験者には、それなりの「手当て」を与えるようにし、試験への参加をけっして強制せずに、自主的に希望者を募るようにすれば問題はないようにも思われる。だが、会社の場合、どうしても社内の上下関係などの制約があって、試験への参加を断ると社内の立場が悪くなったり、昇進や仕事に影響が出る恐れがあり、実質的には半強制的に参加させられることになるのではないかという懸念もある。

また、これは論外な話であるが、会社側が社員に、あたかも業務の一環であるかのような説明をして試験薬を服用させ、その結果、社員にひどい「薬害」が出たという事件もあった（かなり昔になるが、副作用によって一人が死亡、一七人が入院した「キセナラミン事件」（一九六三年）である）。

こうした事情から、社員の試験への参加を労働組合が反対するケースもあれば、逆に、参加しないと「アルバイト代が入らなくなるから困る」とそのまた反対が起こるケースもあるという。(4)

bの「学生のアルバイト」は、よく知られた話である。日本でも、昔は、お金のない学生のバイトを集めて、同意書もとらずに試験したりしていたことがあったそうである。だが現在では、きちんとインフォームド・コンセントを行ない、精確なプロトコルに沿って「試験」を実施している。著者の教え子のなかにも、「試験」に参加したことのある学生がいたが、風邪薬などの治験で、一か月二五万円程度が「相場」なのだそうである。本人が報酬目当てで、自発的に「試験」への参加を希望してくるのだから、別に構わないという見方もできるが、なかには、予想外の重い副作用が出る人もいるので、けっして安易にお勧めすることはできない。

cの「途上国の人」を被験者にするということも、かつては実際に行なわれていた。人権に対する意識が国ごとに異なっている場合、当然ながら、人権意識の低いところで「実験」が行なわれるということが起こり得る。たとえば、人権意識の非常に強いドイツでは、以前、自国では「臨床試験」を実施しづらいため、製薬メーカーがアフリカ・中南米など人権意識の低い地域へ行って「試験」を行なっていた。また、途上国の方が、被験者へ支払う謝礼が少なくてすむという事情もある。結果として、薬のコストが低く抑えられるだろうが、他の産業と同様、途上国の方が「人件費が安い」と言ってすませられる問題ではないだろう。

いずれにしても、健康な人にわざわざ薬物を服用させるのは、「被験者優先の原則」を逸脱していることに変わりはない。あなたは、どう思うだろうか。

Phase 2（第二相）

フェイズ1で目立った副作用がなければ、フェイズ2へ進むことになる。フェイズ2とフェイズ3は、薬の効き目を調べるためのテストであり、治療的な意味合いもあるため、それに参加できないことが、逆に人権侵害になってしまうと考えられている。フェイズ2では、「試験」は小規模で行なわれ、被験者は三〇人以下の少数の患者である。フェイズ1よりも投薬量を増やし、実際に薬の治療効果を調べる。フェイズ1とフェイズ2で安全性と効果を確認してから、フェイズ3へ進む。

Phase 3（第三相）
　フェイズ2と同じく、患者を対象としたテストであるが、より大規模に行なわれ、参加する患者数は一〇〇人以上にもなる（「お披露目試験」とも言われる）。
　ここで問題になるのは、フェイズ2と3で行なわれる「無作為化比較（臨床）試験」と呼ばれる試験方法である。これは、新薬の効果を調べるための、「最も確実な方法」と言われ、大規模に行なわれている。今、このテストが、臨床試験の最大の倫理問題となっている。

5　無作為化比較（臨床）試験

「無作為化比較（臨床）試験」（randomized clinical trial）は、最も「科学的」で信頼性が高いと考えられている「試験」方法であり、広く用いられている。

たとえば、一〇〇人の患者を対象にした場合、被験者たちを彼らの知らないところで、ひそかに二つのグループに分ける。そして片方のグループには、実薬、本物の試験薬を与えて、もう片方のグループには「プラセボ」（偽薬）を与える。「プラセボ」とは、ブドウ糖やメリケン粉など、外見は実薬そっくりで、実際には薬理学的有効性のない「ニセ薬」である。「試験」に参加している患者たちは、通常、自分がどちらのグループに入っているかを知らない（ブラインド）ので、これは「ブラインド・テスト」である。また、「試験」に参加している患者だけでなく、その担当医にも（ダブル）患者がどちらのグループに振り分けられているのか分からない状態にして判定する場合には、「ダブルブラインド・テスト」(二重盲検法)と言われる。そして、両グループの治療成績(有効性と安全性)が統計学的に比較されるのである。

なぜこんなことをするのか。それは、実験データから「プラセボ効果」を排除するためである。「プラセボ効果」とは、人間の心のもつ一種の「暗示作用」のことである。人間の心には、不思議な「暗示作用」があって、たとえば、ただのメリケン粉などでも、医師から「よく効く薬だ」と言われて飲むと、実際に治療効果が出てしまうことがある。こうした心理的な暗示作用を「プラセボ効果」という。

「プラセボ効果」は終末期医療の緩和ケアなどで「治療」の一環として利用されてもいる。たとえば、末期のがん患者の苦痛を抑えるために、モルヒネという麻薬を注射することがある。だが、モルヒネは依存性の高い薬であり、だんだんと投与量を増やしていかないと効かなくなってくる。しかし、投与量を増やすと身体に負担がかかり、患者の余命を著しく短縮してしまう。そこで、患者がモルヒネ中毒になり、もうモルヒネは打てないという場合、ナースが注射器に無菌水などを入れて、患者にはいつものように「モルヒネですよ」と言って投与すると、それだけで実際にモルヒネを投与したのとまったく同じような苦痛緩和効果がみられることがある。

それと同じように、新しい試験薬を投与された患者に病状の改善がみられた場合、本当に薬自体の効果でよくなったのか、それとも「新しい薬をもらった」という心理的な作用で症状が軽快したのかを区別しないと、新薬それ自体の有効性が正確に測れなくなるのである。実際に、プラセボ・グループの患者のうち、どれくらいの人が「プラセボ効果」を上げるのかというと、これが実に三割にのぼる。三割もの患者が、「新しい薬をもらえた」という心理的な暗示作用によって、病状が軽快するのである。そこで、どうしてもこの対照実験をして、「プラセボ効果」を差し引いたデータをとることが必要になってくる。

しかし、この「無作為化比較（臨床）試験」はブラインド・テストであり、患者は自分がどちらの試験群に割り当てられているのかを知ることができない。事前の説明では、医師は「プラセボがあたる可能性があります」というだけである。これは、厳密にいえば、先の「ヘルシンキ宣言」、つまり、インフォームド・コンセントに反するのではないか。

QUESTION

「無作為化比較（臨床）試験」の是非については、医師たちの間でも意見が分かれている。東京の慈恵医科大学付属病院は、「患者をだましてニセ薬を飲ませるなんて」といっており、実際に、慈恵医大では、プラセボを使った「試験」は行なわれていないそうである。

他方、東京医科歯科大学の医師は、慈恵医大をつぎのように批判している。

これは間違った考え方だと私自身は思っています。自分が病気になれば有効で安全なクスリを使ってもらいたい、また医師は目の前にいる患者に有効で安全な薬を投与したいと考えるのは当然です。そのためには、そのクスリが有効で安全であるかどうかをみるために、ヒトを用いた「無作為化比較」臨床試験がどうしても必要なんです。(5)

あなたは、どちらの言い分に賛同できるだろうか。

これは、きわめて難しい選択である。「ヒポクラテスの誓い」にもあるように、医師や看護者は、目の前にいる患者の最善の利益のために尽くす義務がある。だが、ダブル・ブラインド・テストでは、当の医療従事者たちが、リスクの分からない、ましてや五〇％の確率でニセ薬を飲まされる可能性のあるような「実験」（トライアル）に患者を晒すことになるのである。

さらに、プラセボを投与されている患者のなかには、当然（ニセ薬なのだから）、病状の改善がみられず、なかには容態の悪化する人もいる。これは、先の「被験者優先の原則」に反するのではないか。

かといって、情報を制限しなければ、正確な薬のデータというのは採れなくなる（自分がプラセボ組だと知った患者たちには、「プラセボ効果」は起こりにくいだろうから)。実は、この問題は二〇〇年以上も前から議論されており、未だに解決のついていない問題なのである。

冒頭で述べた「医学の進歩 vs 被験者(患者)の人権」というジレンマは、現在、「無作為化比較(臨床)試験」の是非という形で、私たちにつきつけられているのである。あなたは、どう思うだろうか。

(1) 日本医師会訳、日本医師会ホームページ、http://www.med.or.jp/

(2) この事件は、一九九五年一一月二〇日放映の『クローズアップ現代』「変わる新薬の臨床試験――あなたは実験に協力しますか――」や、一九九五年七月三〇日に放映された『NHKスペシャル』「新薬はこうしてテストされる――臨床試験の舞台裏――」のなかで、被害にあった患者のインタビューを交えながら、詳細に報道されている。

(3) 『毎日新聞』二〇一二年三月一九日、毎日.jp。

(4) 詳しくは、別冊宝島編集部『薬のウラ――薬大国ニッポンの実態!――』五六頁以下を参照。

(5) 同右、六三頁。

■引用・参照文献

香川知晶『生命倫理の成立――人体実験・臓器移植・治療停止――』(勁草書房、二〇〇〇年)
加藤尚武・加茂直樹編『生命倫理を学ぶ人のために』(世界思想社、一九九八年)

北澤京子『患者のための「薬と治験」入門』（岩波ブックレット、二〇〇一年）
斎藤隆雄監修・神山有史編『生命倫理学講義』（日本評論社、一九九八年）
唄孝一『医事法学への歩み』（岩波書店、一九七〇年）
別冊宝島編集部『薬のウラ――薬大国ニッポンの実態！――』（宝島社、一九九五年）
光石忠敬「被験者の法的保護――キセナラミン事件を手がかりに――」『新医薬品開発要覧――臨床編』（R&Dプランニング、一九八六年）
Ackerman, T.F., "Medical Research, Society and Health care Ethics", in : Raanan Gillon（ed.）, *Principles of Health Care Ethics*, John Wiley & Sons Ltd., 1994.

第4章 ヒト・クローンを作ってもよいか
——クローン技術の倫理問題——

クローン人間作りを「究極の不妊治療」として位置づけようとしている人物がいる。つぎのようなQUESTIONを考えてみよう。

QUESTION

ハワイに住むホイさん夫妻は、結婚して二四年になるが、未だに子どもができないため、「最後の手段」として夫婦双方の体細胞クローンを作り、それを「子ども」として育てたいと希望している。他方、不妊治療の世界的な名医であるアンティノリ医師は、不妊夫婦の要望に応えて、ヒト・クローン作成に着手し始めている。あなたは、

「不妊治療」のためのヒト・クローン作りを認めてもよいと思うだろうか。[1]

1　クローン人間誕生

現在、未確認ではあるが、公表されているだけで二つのグループが、クローンの子どもを誕生させたと言われている。一つは、画期的な（?）不妊治療を行なうことで知られているイタリアのセベリノ・アンティノリ医師である。彼は、精子を作れない男性のために、ネズミの精巣のなかで精子を育てるなどといった奇抜なアイディアによって、これまでに不妊夫婦に四〇〇〇人以上の子どもを誕生させ、「父」と呼ばれて慕われていた人物である。アンティノリ医師は、二〇〇二年四月五日、クローン人間の妊娠実験に成功し、同年内に一人クローンの赤ちゃんが生まれる予定であると発表していた。後日、彼は三人のクローン・ベビーを誕生させたと述べていたが、生まれた三人の子どもの性別、国籍などについては「タブーなので答えられない」としており、その真偽は定かではないらしい。[2]

二つ目のグループは、「クローンエイド」社であり、スイスに本部を置く「ラエリアン・ムーブメント」という新興宗教団体の関連企業である。この団体は、カナダに教団独自の研究施設をもっており、そこでクローン胚を作成し、さらに、教団の女性信者のなかから代理母を五〇人選び、できあがったクローン胚を子宮に移植させて、クローンの子どもを産ませる計画を実施していたそうである。

その結果、二〇〇二年一二月から二〇〇三年一月にかけて、クローン人間が三人誕生しているという。

団体の発表によると、一人目の子どもは女の子で、アメリカ人女性が自分の体細胞クローンをみずから出産したそうである。二人目も女の子で、これはオランダのレズビアンのカップルが利用している。三人目は男の子で、日本人夫婦が事故で亡くした子どものクローンを代理母に出産してもらったそうである。この日本人夫婦の夫は科学者であり、息子が死亡した際、息子の組織の一部を採取して冷凍保存していた。そして今回、それを提供して息子のクローンを作ってもらったらしい(3)。

しかし、「クローンエイド」社は、生まれた子どもがクローンであると裏付けるDNA鑑定を行なわず、第三者による検証も受けようとしないため、事実であるかどうかは確認できてはいない(4)。

だが、現在、技術的には、人間を含めて、哺乳類のクローンが比較的容易に作成可能になりつつあることは確かなようである。哺乳類のクローンは、マウスや牛だけでなく、犬や猫などでも作れるようになっている。たとえば、二〇〇四年四月一五日、米サンフランシスコのベンチャー会社「ジェネティック・セービング&クローン」社が、猫のクローンを作り、販売するサービスを開始した(5)。身体の組織が冷凍保存されていれば、クローンは作れるため、死んだ猫（たとえば、死んでしまったペットの猫）のクローンでも引き受けてくれる。ペット動物のクローンが市販されるようになったのは世界で初めてであるが、クローン猫一匹約五万ドル（約五四〇万円）で、既に八匹分が予約済みとなっていた（だが、その後二〇〇六年一〇月に、同社はコスト高や倫理的懸念などから需要がほとんどなく廃業に追いこまれた(6)）。

2　体細胞クローンを作る方法

先ほどから「体細胞クローン」という言葉を使ってきたが、一体どのような技術なのだろうか。本章での議論に必要な限りで、要点だけを見ておくことにする。

ヒトの「体細胞クローン」を作るには、二つの材料、すなわち、成体の体細胞と未受精卵（まだ受精していない卵子）一個が必要である（図1参照）。まず、クローンを作りたい人を決め、その人の体細胞を採取する。このオリジナルとなる人は、現に生きていなくても構わない。死体でも、胎児からでもクローンは作れるし、胎児は死んでいても作れる（死胎という）。だからたとえば、流産してしまった子どものクローンを作るということも可能である。とにかく、クローンを作りたい人の体細胞を採取したら、その細胞から核を取り出す。核のなかには、遺

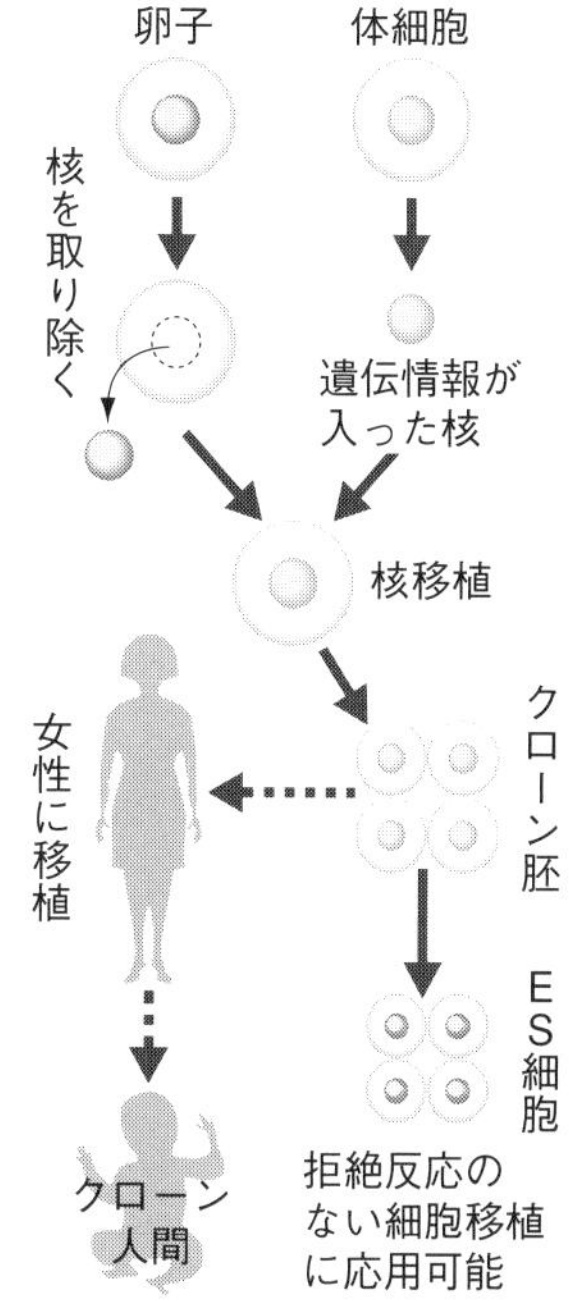

図1　クローン技術を使ったES細胞作りの手順

伝情報をもったDNAが入っている。これと並行して、卵子（未受精卵）を一個用意する。できれば、オリジナルとなる人自身のものがよいのだが、本人が男性であったり、卵子を採取できない場合には、やむを得ず他人のものを使う（基本的には誰のでもよいのだが、核だけでなく、卵子のなかのミトコンドリアも遺伝子をもっているため、できたクローン胚は純粋に体細胞の提供者自身の遺伝子のみをもつわけではないからである）。

用意した卵子の膜（卵膜）に針で小さな穴を開け、卵子を上からそっと押すと、なかにあった卵子の核（卵子提供者の遺伝情報）が外に飛び出してしまう。そうして作った除核卵（レシピエント卵子）のなかに、先ほど抜き取っておいた体細胞の核を入れる。これがクローン胚である。「胚」といっても、体細胞の核を入れた卵子なのであるが、この核を入れ換えた卵子に電気的刺激を与えると、この卵が普通の受精卵と同じように分裂を始める。分裂を確認したら子宮に戻すと、これが独立した生物個体として成長し、やがて「子ども」として生まれてくることになる。

ちなみに、できたクローン胚を子宮に戻さずに、これからES細胞（胚性幹細胞）を採ることもできる。患者自身の遺伝情報をもったクローン胚（つまり、患者の体細胞から作ったクローン胚）を作成し、この胚からES細胞を取り出せば、拒絶反応のない移植用の臓器や細胞（骨髄やドーパミン産生細胞など）を作り出すことができるのである。

このように、クローン技術やES細胞の技術の登場によって、本来、一回性、一方向性であった生命の流れを、元にもどして「再生」したり、途中で止めたりすることが可能になったのである。

体細胞クローン技術を用いた生物個体の作成は、顕微鏡と培養のための装置があれば、どこででもできてしまうため、それほど大きな設備を必要としないそうである。また、この体細胞クローン技術は、きわめて高度な技術であることは確かだが、卵子の扱いに長けた研究者であれば、半年くらいトレーニングを積めばマスターできる技術なのだそうである。それだけに、一人一人の科学者、医療関係者のモラルが問われてくる。

だが、この技術が確立し、これを行なうことのできる技術者が大勢いたとしても、クローン技術を用いて「子ども」を作ろうとする不妊夫婦はそう多くはならないのではないだろうか。というのも、この体細胞クローン技術を利用して「子ども」を作ろうとすると、アメリカドルでおよそ二〇万ドル、日本円にして、約二二〇〇万円もかかることになってしまうからである。ちなみに、日本人夫婦がアメリカへ渡って、「代理母」を利用して「子ども」を作った場合は、約一二〇〇万円、また、DI（精子バンク）を使って、「子ども」を手に入れた場合には、約一六〇万円かかると言われている（これをみると、不妊夫婦がDIで「子ども」を作りたいと思う気持ちが少しは分かるのではないだろうか。格段に安価である）。

ともあれ、体細胞クローン技術を利用して「子ども」を作るには、かなりの費用が必要で、裕福な家庭のみがクローン技術を利用できるということになる。「不妊治療」としては、体細胞クローン技術は、けっして「お手軽な」方法ではないのである。さらに、クローン技術で「子ども」を作ってしまうことに対して、多くの倫理問題が指摘されているため、クローン技術の利用に対するコンセンサスが未だ得られておらず、国による規制も厳しいため、国内で安易に用いることができないのである。現在のところ、国がヒト・クローン作成を認めているのは、世界のなかで韓国ただ一国だけである。他の大部分の国は、法律によって、ヒト・クローン作成を禁止したり、あるいは禁止のための法律を準備中である。

3　体細胞クローンに対する世界各国の規制

現在のところ、クローン技術に対する世界共通の規制はまだ整備されていない。国連でこの問題が審議された際、対象をクローン人間に絞って合意を図る日仏独と、全面禁止を主張する米国やスペインが譲らず、協議は膠着状態となっていた。未だに世界的に統一された基準は示されてはおらず、各国がそれぞれ独自に規制を作っている。

日本、イギリス、フランスは、ヒト・クローン胚の作成は容認するが、その胚を子宮へ移植することを、罰則つきの法律を作って禁止している。クローン胚を作っても、それを子宮に戻さなければ、人格をもったヒト・クローンができることはない。したがって、子宮に戻すことを禁止しさえすればよいではないか、というのである。なぜクローン胚の作成を認めさせたいのかというと、胚の作成が認められれば、それをES細胞の技術と組み合わせて、患者自身のDNAをもった拒絶反応のない移植用の臓器や細胞などが作れる、つまり「再生医療」への無限の可能性が開かれるからである。この

ES細胞が医療にもたらすメリットは測り知れないものがある。

これに対して、ドイツ（永久に）やアメリカ（まだ審議中）は、ヒト・クローン胚の作成自体を禁止している。クローン胚ができてしまったら、それを子宮に入れるかどうかは、科学者一人一人の良心にゆだねられることになる。人格をもったクローン人間が作られるかどうかは、胚を手にした科学者の一存にかかっている。そんな危なっかしい状況を作り出すよりは、クローン胚の作成自体を禁止した方が確実ではないかというのである。

また、国による法的規制がないのが、韓国（一九九八年、世界に先駆けてヒト・クローン胚を作成している）であり、その他の国（途上国など）は、未整備なままである。

代理母やDIを広く実施しているアメリカで、クローン技術が、クローン胚の作成から禁止されつつあるというのは、意外に思われるかもしれない。だが、キリスト教国であるアメリカでは、カトリックの影響力が強く、大統領が共和党出身の場合にはなおさらである（共和党は、その支持層の約六割がカトリックである）。カトリックの教義では、受精卵（胚）＝ヒトであり、クローン胚は、それ自体がクローン人間と同義なのである。

クローン技術に対する日本の法律「ヒトに関するクローン技術等の規制に関する法律」（二〇〇一年六月施行）をみておこう。この法律の略称は、「人クローン規制法」であり、クローン胚の作成は容認するが、その胚を子宮に戻すことを禁じている。違反者には、一〇年以下の懲役、または、一〇〇〇万以下の罰金が科せられることになっている。現在、傷害罪の最高刑は一〇年であるから、懲役一〇年はきわめて重い傷害罪にあたる。たとえば地下鉄サリン事件や、商品（食品、薬品）への毒物混入などの重罪が懲役一〇年に該当する。ヒト・クローン技術に対するこうした罰則は、世界的にみて、やや厳しい方である。

ただ、この法律は、日本国内でのクローン人間作りを禁止しているだけであって、日本人が海外へ行って、クローン作りを依頼することを規制できない。代理母などと同じく、日本人夫婦が海外で（たとえば、韓国などへ行って）クローンの子どもを作ってもらうことを禁止することはできないため、適用範囲の拡大等が検討されている。

4　なぜヒト・クローンは許されないのか

しかし、そもそもこの体細胞クローン技術を使って、夫婦どちらかのクローン人間を「子ども」として作ることは、「不妊治療」として位置づけられるのだろうか。無性生殖によるクローン技術は、どのような形態であれ自然の有性生殖を前提とした「代理母」や「ＤＩ」などとは、根本的に異なった技術である。クローン技術が利用され始めれば、人間の「性」や「家族」、「親子」などのあり方が大きく変わってくるかもしれない。

以下、代表的なヒト・クローン禁止理由を検討してみよう。

（1）「性」や「家族」概念が変化する

まず、マスコミ等でよく指摘されるのは、「安全性」という問題である。そもそも、クローンの動物個体は、生まれてくること自体が難しい。動物実験のデータをみる限りでは、クローン個体の流産や死産の確率は非常に高く、クローンの成功率が最も高いと言われている牛でさえ、クローン胚一〇〇個のうち、子牛として生まれてくるのはせいぜい三頭か四頭である。あの体細胞クローン羊ドリーの場合には、同じ条件で作られた羊のクローン胚二七七個のうち、生まれてきたのがドリーたった一頭だけであった。このような実験的な状況で、ヒトのクローンを作ってよいのだろうか。

だが、技術的な問題は、いずれ解決される日が来るかもしれない。技術がその限界を超えたとき、こうした問題は自ずと解消されることになる。

むしろ、問題は、従来の「家族」や「親子関係」といった概念が混乱してしまうのではないかということではないだろうか。クローンで「子ども」が作られるようになると、たとえば、父親と母親がいて、子どもができるという従来の自然の家族観が崩れる可能性がある。体細胞クローン技術を使えば、女だけで「子ども」が作れてしまう。女性は自分の卵子を使って、自分のクローンを作れば、男性なしで「子ども」を作れてしまうため、子作りにあたって、男性の精子が不要になる。

生物が、オスの精子を使わずに、メスだけで子孫を作ることを「単為発生」というが、「単為発生」は、自然界では、昆虫や一部の鳥にしかみられず、哺乳類では不可能とされていた。だが、体細胞クローン技術を使えば、人間でも「単為発生」が可能になるのである。子どもを作るのに異性がいらないとなると、おそらくシングル・マザーが今以上に増えるのではないだろうか。現に、精子バンクでのDIの利用者の二割はシングル女性である。これが、他人の精子を使わずに、女性が完全に自分自身に由来する材料だけで「子ども」が作れるとするならば、こちらの方がよいと思う女性は多いのではないだろうか。すると、家庭に二親のいる意味がなくなってくる。両親の存在意義、とくに父親の存在意義が失われていってしまうのではないだろうか。基本的に、母と子だけで家庭が作れるようになり、父親代わりの男性が付加的に存在する、というようになるかもしれない。生殖における男性の存在意義が問われるようになったり、女性優位の社会（？）になったりするかもしれない。

また、不妊夫婦がクローン技術で「子ども」を作った場合、「親子関係の不在」という問題が発生してくる。たとえば、私が自分の卵子を使って、自分の体細胞クローンを作った場合、生まれてきた「子ども」は、正確には、私の「子ども」ではない。産んだのは私だが、遺伝的にみれば、私と「子ども」との関係は、親と子ではなくて、オリジナルとコピー、オリジナルとクローンの関係である。私は、「子ども」の産みの親ではあっても遺伝上の親ではない。つまり、クローン技術によって生まれてきた子どもには、親子関係を結べる人間がいない。自分を産んで育ててくれている人は、母親ではないし、父親はもとからいないのである。クローン技術によって、親のいない「子ども」ができてしまうことになる。

私たちは全員、自然の「有性生殖」で生まれてきている。「有性生殖」、すなわち、両性の関与によって、受精を経て、生まれてきている。だから、誰にでも必ず遺伝上の両親がいるわけである。死別したとか、離婚して離れてしまったりしていたとしても、私たちが生まれてくるには、必ず、二人の異性の関与があり、全員に二親がいる。

ところが、クローンは違う。たとえ不妊夫婦がクローンの子どもを作って育てていても、それは夫婦の「子ども」ではなく、夫婦どちらかのクローンであって、「子ども」と夫婦は親子ではない。もちろん、それでも養子などのように、実の子どもとして愛情込めて育てればいいのではないかと思う人もいるかもしれない。最後まで夫婦円満で家族が仲良く暮らせば問題はないかもしれない。

しかし、「子ども」を育てている途中で、夫婦が離婚してしまった場合はどうだろう。現在、子どもの親権は、母親に圧倒的に有利にできているが、夫婦のあいだにいた「子ども」が夫のクローンだったとしよう。その場合、オリジナルである夫の側に、親権があると見なされるのだろうか。また、母親がその「子ども」を引き取ったとして、成長するにつれて、日々別れた夫に似てくる「子ども」を最後まで「わが子」として愛しきれるのかどうか。あるいは、彼女の再婚相手は、妻の前夫のクローンである「子ども」を受け入れることができるのだろうか。こうした複雑な問題が発生してくる。

(2) ヒト・クローンに対する差別が起こる

また、ヒト・クローンに対する社会的差別なども、深刻な問題であろう。私たちのように、自然の有性生殖で生まれた人間(ちゃんと二親がいる)と、体細胞クローン技術によって生まれてきた人との間に、何らかの差別が生じてくる可能性がある。クローンと聞いただけで、イコール「コピー人間」

というイメージで、何となく安っぽい感じがしてしまう。誰かのクローンに対して、人間としての魅力を感じにくくなったり、クローンであることがいじめの対象となったりするかもしれない。何らかの社会的差別の対象となってしまう恐れがある。

あるいは、クローンに対する保険差別なども起こりそうである。動物実験のデータによって、体細胞クローンの身体的リスクが大きすぎる（あるいは、未知のリスクを抱える）ことが明らかになっている以上、保険会社にとって、クローン技術で生まれた「子ども」を加入させるのは、リスクが大きすぎるのではないだろうか。クローン技術で生まれた人が保険に入ることができない、などという問題が発生するかも知れない。

たとえ社会的差別が法律などで禁止されていたとしても、クローン人間に対する私たちの感覚的、直感的な違和感は消えないだろう。おそらく、クローンで「子ども」を作った夫婦は、その事実を「子ども」には伝えないだろう。あまりにもショックではないだろうか。周囲に対しても、その事実をひた隠しにするに違いない。

（3）「手段としての人間」の産生

クローン技術は、「手段としての人間」の産生につながるという点も指摘されている。たとえば、科学の発達のために、アインシュタインのクローンを作るとか、親の幸福追求のために、有名人のクローンを作ったり、オリンピック選手のクローンを作ったりすることが行なわれる可能性がある。クローン技術を使って、「デザイナー・ベビー」を作ろうとする親だって出てくるかもしれない（それによって、「子どもは授かりもの」という意識や、「出来の悪い子ほど可愛い」などというアットホームな感覚が薄れてしまうかもしれない）。親の自己満足や社会の利益を実現するための「手段としての人間」が登場し、人間の生命が他人の欲求を満たすための「道具」として作られ、「モノ」と化してしまう（同じことは、他人の精子で「デザイナー・ベビー」を作ろうとする場合にもあてはまるだろう。この点については、次章「DIと精子バンク」を参照）。あるいは、臓器のスペアを作成する目的で、各人が自分自身のクローンを作り、オリジナルがみずからのクローンに対して、臓器の提供を要求するということだって考えられる。クローンで生まれる人間の生命に対して、利用価値しか認められないようになり、生命が「目的自体」としての尊厳を失ってしまうことになる。

（4）「かけがえのなさ」を再生できるか――生命の「一回性」の忘却――

さらに、クローン技術によって、誕生から死への一方向的な過程を歩む、一回きりの存在であった生命の「再生」が可能になると、人間に限らず、生命一般の一回性、唯一性が忘却されてしまうのではないか（この点から、たとえ死んでしまったペットのクローンであっても、作ってはならないという学生の意見も多かった）。

「生命」や「死」の意味が変わってきて、他人の死を乗り越える、などという経験がなくなるかもしれない。だが、クローン技術によって、同じ個体を「再生」できたような錯覚に陥っていたとしても、誕生したクローン個体は、けっして元の同じ個体ではない。DNAの同じまったく別の個体である。それればかりか、ある人を「再生」できたと思ってしまうことによって、オリジナルとなった愛する人の「かけがえのなさ」が奪い去られてしまうことにもなる。

冒頭で述べた、事故死した息子のクローンを作ってもらったという日本人夫婦の場合を考えてみよう。子どもを失ってしまった親の悲しみは、第三者には測りがたい。だが、亡くなってしまった子どものクローンを作って「よみがえらせた」場合、亡くなった子どものもっていた生命の唯一性、言葉を換えれば、その「かけがえのなさ」が失われてしまうような気がしないだろうか。

そもそも生命とは、一回限りの、文字通り「かけがえのない」（失ってもそれに代わるものを見つけることができない）ものであり、「生命の尊厳」の根拠は、その唯一性、「世界に一つしかない」という最高度の稀少価値をもつというところにある。亡くなった子どものクローンを作ることは、その子どもの尊厳、唯一性を否定してしまう行為である。個人の生命が「代わりの利く」、「再生」可能なものとなってしまったなら、個々人の「かけがえのなさ」はどこにも存在しないことになる。私が亡くしてしまった恋人のクローンを作ったとしても、愛する人の「かけがえのなさ」までもが再生できるわけではないのである。

そもそも体細胞クローン技術は、「不妊治療」（アンティノリ医師の言う「究極の不妊治療」）として、「医療」の枠内に収めることができるのだろうか。自然な「受精」を経ずに、核を入れ替え、電気的刺激によって生み出されたクローンの「生命」を、依頼主の「子ども」として、従来の家族関係、社会関係のなかに位置づけることができるのだろうか。

また、これが出生前診断や選択的中絶を前提として成り立っているということにも、留意すべきだろう。「クローンエイド」社の研究者であるブリジッド・ボワスリエ博士は、インタビューに答えて、「きっと元気で笑顔の可愛い［クローンの］赤ちゃんが生まれるでしょう」と話していた。この他愛ないと思われるひと言には、暗に「障害や病気をもった子どもの出生を避ける」というシビアな考えが含まれている。事実、この教団は女性信者を動員して、できあがったクローン胚を五〇人の代理母の子宮に移植し、そのうち「健康に育つ可能性のある赤ちゃんのみを出産させる」予定であると言っていた(7)。

さらに、不妊夫婦がクローン技術で「子ども」を作るようになると、「子どもがいて当たり前」という風潮がますます強まり、子どものいない夫婦に対するプレッシャーが高まるかもしれない。

ヒト・クローン作成は、個人の問題ではなく、人類全体の問題であり、地球上の生物学的進化に関わる問題でもある。哺乳類である人類が無性生殖で「子ども」を作るという行為自体が、すでに進化のプロセスに反する営みである。進化によって、有性生殖で子孫を残すようになった私たちが、単細胞生物と同じように、受精なしで「子孫」（というか自分の遺伝子のコピー人間）を作り出すようになる――それは進化の過程の逆行を意味するのではないだろうか。

(1) このQUESTIONを作るにあたっては、NHK総合『クローズアップ現代』「現実となるのかクローン人間」(放送日不明)を参考にした。
(2) http://www.asahi.com 二〇〇四年五月七日。
(3) 熊本日日新聞社 http://www.kumanichi.com
(4) 同右。
(5) YAHOO! JAPAN NEWS http://headlines.yahoo.co.jp
(6) Sankei Biz 二〇〇六年一〇月一四日。
(7) NHK総合「現実となるのかクローン人間」。

■引用・参照文献

御輿久美子『人クローン技術は許されるか』(緑風出版、二〇〇一年)
加藤尚武『脳死・クローン・遺伝子治療――バイオエシックスの練習問題――』(PHP新書、一九九九年)
ジョナサン・グラバー、加藤尚武・飯田隆監訳『未来世界の倫理』(産業図書、一九九六年)
L・ジープ/K・バイエルツ/M・クヴァンテ、山内廣隆・松井富美男編・監訳『ドイツ応用倫理学の現在』(ナカニシヤ出版、二〇〇二年)
島薗進『いのちをつくってもいいですか?――生命科学のジレンマを考える哲学講義――』(NHK出版、二〇一六年)
リー・M・シルヴァー、東江一紀ほか訳『複製されるヒト』(翔泳社、一九九八年)
ドイツ連邦議会審議会答申、松田純監訳、中野真紀・小椋宗一郎訳『人間の尊厳と遺伝子情報――現代医療

の法と倫理（上）――』（知泉書館、二〇〇四年）
文部科学省ホームページ（http：//www.mext.go.jp）
「ヒトに関するクローン技術等の規制に関する法律」・「特定胚の取扱いに関する指針」［報道発表］「クローン人間の産生禁止について」（平成一三年一二月二〇日）
Ingo Hillebrand, Dirk Lanzerath, Barbara Schmitz, Michael Weiffen, "Therapeutisches klonen", in http：//www.drze.de/themen/blickpunkt/therap-klonen.

第5章 DIと精子バンク
――デザイナー・ベビーと子どもの「アイデンティティを知る権利」――

本章では、二〇世紀初頭から行われてきた「DI」と、その技術を利用した「精子バンク」の状況を紹介しながら、「デザイナー・ベビー」の問題や、生まれてきた「子どものアイデンティティを知る権利」を中心に検討していくことにしよう。まずは、つぎの少しショッキングなQUESTIONから始めてみたい。

QUESTION

あなたは、不妊外来で働くナースである。Aさん夫婦の不妊カウンセリングに同席した。この夫婦は結婚して七年になるが、妊娠を望んでから四年以上経っても妊娠が認められず、産婦人科の門をくぐったのである。検査の結果、不妊の原因は夫の無精子症にあることが分かった。

夫婦は、義父の精子をつかったDIのケースを知り、思い悩んだ末、「夫の父親の精子を利用すれば、妻とも夫とも血のつながった子どもができる」と考え、夫の両親も理解を示してくれた。

しかし、DIの実施日が近づくにつれ、妻の様子は不安定になっていった。あるとき彼女は、あなたにこっそりと心境を打ち明けた。「実を言うと、お義父さんの精子で子どもを作ることには、やっぱり抵抗があるんです。でも主人が苦悩した上での決断であることを思うと、今さらやめたいとは言い出せなくて……」。あなたは、彼女に何と言ってあげるだろうか。

1 「DI」とは

「DI」とは、「Donor Insemination」の略称であり、「提供精子人工授精」あるいは「非配偶者間人工授精」と訳される。「AID（Artificial Insemination by Donor）」とも言われるが、Artificial という言葉が人工的に子どもをつくるというイメージを強めるため、当事者の間では、DIの方が好まれ、ＤＩで生まれた子どもはＤＩ児と呼ばれている。

ＤＩは「非配偶者間」、つまり夫婦間ではなくて、妻の卵子とドナー、すなわち夫以外の男性の精子を用いて、人工授精を行ない、子どもを作ることである。具体的には、注射器を用いて、妻の子宮に夫以外の男性の精子を人工的に送り込むことである（卵管に精子を送り込む方法もある）。

人工授精自体は、きわめて単純な技術であり、極端な話、素人にもできる。かなり前に、高校生のカップルが自前で人工授精を行ない、妊娠したというニュースが新聞に掲載されたこともあった。現在では、素人のための人工授精用の器具一式が通販などで売られており、売れ行きは好調のようである。ともかく、人工授精自体はごく簡単な技術なのであるが、問題は、その技術を用いて、わざわざ夫以外の第三者の精子を妻に送り込むというところにある。夫婦間で人工授精を行なうのなら（これをＡＩＨ（Artificial Insemination by Husband）という）とくに問題はないだろうが、それが夫以外の第三者の精子を使うとなると、やっかいな問題が生じてくるのである。

なぜ、わざわざこんなことをするのか？　と疑問に思う読者もいらっしゃると思うが、ＤＩは「不妊治療」の一環として、夫の精子に問題がある場合に利用されてきた。たとえば、夫が無精子症であったり、精子無力症、精子欠乏症など、精子に不妊の原因を抱える場合や、精巣がんなどによって、精巣に放射線療法を受けた場合、あるいは、夫が重篤な遺伝性疾患の家系であり、その精子に遺伝的に問題がある場合、さらには、夫がウイルス感染している場合などが、それにあたる。このような場合、「やむを得ない」手段として、第三者の精子を利用するＤＩが行なわれてきたのである。

世界初のDIの報告は一九〇九年であり、それ以前は、人工授精は動物に使われてきた生殖技術であった。家畜の品種改良や競馬の競走馬など、牛や豚、馬を繁殖させるため（家畜の種付けなど）に利用されてきた技術であったが、これがこの年に初めて、人間にも使われたと言われている（人間も牛と同じ哺乳類だからという発想なのだろうか）。

日本でのDIは、一九四五年に、戦場でマラリアに感染した兵士の不妊治療として検討され始め、一九四九年八月、慶応大学病院で日本初のDI児が誕生した。現在では、無精子症などのケースを対象に、全国で年間三〇〇〇件以上実施され、一〇〇人前後の子どもが誕生している。実施件数が最も多いのは慶応大学病院で、約半数を占めている。一九四九年の最初のDI児誕生から起算すると、DIによって生まれた子どもは一万五〇〇〇人以上にのぼる。

夫と何らかの形で遺伝的つながりのある子どもがほしいという希望から、夫の父親や夫の兄弟から精子提供を受けてDIを行なった例は、日本にもある。二〇〇〇年一二月、夫が精子を作れないために、夫の父親から精子の提供を受けてDIを行なっていた産婦人科医院が、日本産科婦人科学会から「会告」違反であるとして、厳重注意を受けたという事件があった[1]。会告では、DIの精子提供者は匿名とすると規定しているが、夫の父親などの近親者は「匿名」の提供者であるとは言えないからである。さらに、二〇〇二年四月、小児がんの治療のため無精子症となった男性が、父親からの精子提供で二人の子どもを授かったことが実名で報道され、話題となった[2]。

DIはもともと、一部の大学病院内で不妊治療の一環として行なわれていたが、一九八〇年代以降、民間の業者が営利的な「精子バンク」を設立したり、オークションサイトを立ち上げたりして、ドナーの精子を「商品」として売買する「生殖ビジネス」が盛んになってきている。

2 DI児の法律上の「父親」はだれか

(1) DIは「姦通」にあたるのか

夫の家族であれ、他人であれ、夫以外の第三者から精子の提供を受けるDIには、当然ながら、法的、倫理的な問題がともなってくる。まずは、DIによって、妻が(少なくとも遺伝的には)夫以外の男性の子どもを産むことは、法律上、どのような扱いを受けるのかという問題がある。普通に考えれば、妻が夫以外の男性の子どもを産むことは「姦通」、つまり、民法上の「不貞行為」にあたるのではないかと思われる。しかし、DIについては、「特別扱い」がなされており、夫の同意を得たDIは「姦通」にはならないとされている。ただし、妻が夫の同意を得なければ、DIも「姦通」になり、夫は妻に対して「離婚」を請求することができる。だから、妻が夫に内緒でDIを受けたり、夫の反対を無視してDIを受けてしまった場合には、「不貞行為」にあたってしまうのである。

日本では、DIについての説明を行なうときにだけ夫婦同伴で来院し、後にDIを受けに来るときは、妻一人が来院するというケースが多いという。だが、DI実施時には、つねに夫婦そろって来院してもらい、その都度、夫の意思確認をする必要があるのではないだろうか。

日本を含め、DIを実施している国のほとんどが、DIを大目に見ており、不妊治療のためには仕方のないこととしている。だが、ドイツでは、DIは「婚姻・家族・および身分に対する犯罪」の一つとされ、DIを行なった者は三年以下の禁錮、DIを受けた女性は二年以下の禁錮刑に処すという法案が検討されたことがある（成立はしなかったが）。DIは、性や家族のモラルに反することであり、いかなる理由であれ、妻が夫以外の男性の子どもを生むということは（たとえ夫が同意しても）許されないと考える人が多いらしい。

（2）DI児の「父親」は誰か

DI児の「父親」は、法律上、誰になるのか。産んだ女性の夫か、精子ドナーか、という問題である。夫の同意がある場合には、婚姻二〇〇日後に妻が生んだDI児は、日本では民法七七二条の嫡出推定のおよぶ嫡出子として（夫の実子として）、戸籍に記載される。だが、夫の同意がない場合には、嫡出否認の訴えが認められており、夫が同意するかどうかが決め手になっている。

したがって、夫の同意がある場合には、精子のドナーは戸籍上、まったく無関係であり、遺伝上の父親が誰であろうと、子どもはあくまで夫婦の子として扱われる。たとえ離婚した場合でも、子どもは夫の実子と同様に扱われ、養育費などの支払い義務が発生するのである。

また、子どもと精子ドナーとのあいだに、権利義務関係はいっさい発生しない。このことは契約書にも明記してあり、ドナーが子どもの父親としての責任（認知、養育費、扶養義務）を問われることはない。逆に言うと、ドナーは親権をいっさい主張できないことになっている（まれに、精子ドナーが「父性意識」（?）にかられて、DI児のいる家庭へ押しかけ、子どもの引渡しを要求するケースもあるらしい）。

3　精子バンクと「デザイナー・ベビー」は許されるか

「精子バンク」は、一九七〇年代に登場し、一九八〇年代から普及し始めたが、もともとは、文字通りの「精子の銀行」、すなわち、男性が自分自身の精子をストックするための「バンク」としてスタートを切った。将来、無精子になったときに備え、健康なうちにみずからの精子をストックしておくための機関だったのである（同様に、自分の卵子をストックする女性もいる）。

そうしたバンクのあり方を根本から変えたのは、カリフォルニア州の精子バンク「ジャーミナル・チョイス」である。「ジャーミナル・チョイス」は、ノーベル賞受賞者などの精子を扱った特殊な精子バンクで、一九八〇年に設立され、九八年に閉鎖された非営利企業である（だが、実際には、ノーベル賞受賞者の精子提供者は一人だけで、他は「同程度」の知能を有する人ということだったらしい）。このバンクのドナー、利用した母親、生まれた子どもに対する詳細な取材をもとに書かれた『ジーニアス・ファクトリー――「ノーベル賞受賞者精子バンク」の奇妙な物語――』(3)には、ノンフィクションとは信じがたいような「事実」の数々が明かされている。提供された精子を受ける女性も「優秀な」女性に限られていた。この「ジャーミナル・チョイス」を利用して生まれた子どもは少なくとも二三〇人以上、五か国に及び、そのうち数人の子どもたちはメディアに登場し、「天才」的な能力を発揮して全米を驚かせたらしい。(4)「ジャーミナル・チョイス」「出身」の「天才」児の一人、ドロン・ブレイクさん(当時二一歳)は、この「バンク出身」の子どもたちの立場を、つぎのように語っている。

優秀なドナーを有する精子バンクが抱える問題は、それを利用する親をおかしくしてしまうことだよ。もし子どもが優秀じゃなかったら愛情を注がなくなるし、もし優秀だったらますます勉強を強いるようになる。(5)

この言葉が意味しているのは、特定の「目的」のために作られた子どもは、幸福になれないのではないかという問題である。授業でこの問題を取り上げたときにも、特定の能力を期待された子どもは、プレッシャーを抱えて生きることになるのではないか、子どもが親の期待に沿えなかったとき(つまり、親の望んだ性質を備えずに生まれてきたとき)、自分自身を「失敗作」だと思うのではないか……等々の意見が出された(同じことは、体細胞クローン技術を利用して、望み通りの「子ども」を作ろうとする親にも言えるだろう。この点については、本書第4章4節を参照されたい)。

このようなＤＩの「優生学」的利用は、現在、「デザイナー・ベビー」という流行を生み出している。「デザイナー・ベビー」とは、親によってデザインされた子ども、いわば、親の望み通りの子どもである。「優秀なわが子」願望というのは、どんな親にだってあるだろう。これ自体は罪のない欲望であるかもしれない。だが、精子バンクを利用して、実際に「デザイナー・ベビー」を作ろうとすることは許されるのだろうか。つまり、ＤＩを受ける際に、親が優秀で魅力的なドナーの精子を「選択する」ことは許されるのだろうか。

精子バンクに行くと、ドナーについての詳細情報が記された紙を渡される。そこには、ドナーの人種や容姿、身長、目や髪の色、近親者を含めた医療情報などのほか、ドナーの趣味や特技、人柄、得意分野などが記されている。これらの情報は、もともとは、できるだけ「夫に似たドナーを選ぶため」に示されている。父と子とは他人であっても、外見や性格が似ていれば、互いに親近感をもちやすくなるだろうという配慮から設けられているのである。この情報に基づいて、西洋人であれば、親と目や髪の色を合わせたり、日本人夫婦の場合には、血液型を両親と合わせるなどの「配慮」がなされていた。ところが、最近の夫婦（またはシングル女性）のなかには、わざわざ自分たちがもちあわせていない「優れた」才能をもつドナーを選びたがる傾向が見られるようになってきた。

たとえば、ＮＨＫ教育『にんげんゆうゆう』「生殖――子どもとの新しい関係を求めて――[(6)]」のなかでは、アメリカに住むエリック氏夫婦（夫の無精子症によって子どもができなかった）が、自分たちにはない数学と音楽の才能をもったドナーを選び、生まれてきた子どもにバイオリンの英才教育を受けさせていた。このように、自分たちに似た子どもをほしいと思うよりも、子どもに対して「ないものねだり」をしようとする親が増えている。はたして「親に似ている」以上のことをドナーに求めてもよいのだろうか。

一九九九年一〇月には、「ロンズ・エンジェルス」という精子・卵子のオークションサイトも立ち上げられ、夫婦が望めば、精子バンクだけでなく、オークションで、希望する精子と卵子を手に入れ、望みどおりの「子ども」を作ることも可能となっている（後に、あまりの過熱ぶりを見かねた連邦政府により廃止）。「よい子」に育ってほしいという願いは、素朴な親心なのか、それとも親のエゴなのだろうか。

4 シングル・マザーとレズビアン・カップル

（1）シングル女性にもDIは認められるか

アメリカでは、DIは、シングル女性にも広く実施されており、DIを実施している医師の一〇％弱が、シングル女性にも実施している。さらに、アメリカには精子バンクが数多く存在しており、年間六万人の子どもがバンクを通じて出生し、そのうちの約三〇％（約一万八〇〇〇人）が、シングル女性による出産となっているそうである。[7] DIを利用するシングル女性、すなわち、シングル・マザーとして、子どもを産み育てようとする女性たちは、日本にもいる。

日本では、一九九七年、日本産科婦人科学会が会員あてに会告を出し、DIを「法律上の夫婦が他の方法では子どもが出来ない時に限って実施する」というガイドラインを制定した。現在、DIを実施していることを公表しているのは、慶応大学医学部付属病院だけであるが、慶応大学病院は、会告にしたがって、DIを受ける対象者を限定している。

ところが、日本で断られたシングル女性が、アメリカで精子バンクから精子を買って、医療機関でDIを受けるというケースが報告されたり、日本国内でも、民間の精子バンク「エクセレンス」を利用して、三〇代の女性がシングル・マザーとなったというニュースが報道され、話題騒然となった。[8]精子バンク側は、「未婚女性にも子どもをもつ権利はある」と言っている。[9]

だが、シングル女性から生まれた子どもたちの場合、彼らの「父親」は、精子ドナーになるのだろうか。不妊夫婦のときのように、精子ドナーには父親としての義務が一切要求されないというのなら、シングル・マザーを「母親」として生まれてきた子どもたちには、法律上の「父親」は存在しないことになるだろう。このことは、生まれた子どもたちに、どのような社会的、精神的影響を与えることになるのだろうか。

また、近年では、レズビアンのカップルが、精子バンクを利用して子どもを生むケースも珍しくない。とくに一九九〇年代に入り、無精子症への対応として顕微授精が行なわれるようになったことで、精子バンクの異性婚カップルの顧客が激減したため、バンク側もレズビアン・カップルに対して積極的なアピールをしている。同性カップルを親にもつ子どもたちの誕生は、従来の家族のあり方をどのように変えることになるのだろうか[10]。

他方、子どもにとって重要なのは、「二人の母」や「二人の父」という家族の〝カタチ〟ではなく、あくまでも成長していくうえでの情緒的な環境だという指摘もある[11]。同性カップルであろうと、異性カップルであろうと、親からつよく望まれて誕生した子どもたちは、同じように愛情あふれる家庭で幸せに育っていくのではないかという[12]。

5 子の数の制限はすべきか

同じドナーから生まれてくる子どもの数を、制限する必要がないのかという問題もある。同一ドナーによるＤＩ児は、父親が同じであるため、異母兄弟となる。したがって、同じ人物の精子があまりにも多く使われると、異母兄弟が多くなって、近親婚（兄弟婚）の危険性が発生するのではないかという懸念が以前から指摘されていた。

たとえば、同じ精子ドナーから生まれた子ども同士が、そのことを知らずに出会い、恋に落ちて結婚してしまうなどというケースも起こるかもしれない（愛した人が異母兄弟だった、などという古くからある恋愛ドラマのＤＩバージョンが出てくるかもしれない）。近親婚には、劣性遺伝子の出現頻度が高くなるなどの生物学的リスクも多いが、それ以上に、モラルの問題として、兄弟同士で結婚するということは容認しがたいのではないだろうか（もちろん、聖徳太子の一族のように、その大半が近親婚で成り立っていた家系であっても、優秀な人材が輩出されることはある)。日本では、以前、DIを実施している大学病院の医学生一人あたり、最高で五〇人の子どもの父親になっているとも言われていた。五〇人程度であれば、ストレートに「近親婚」の可能性が出てくることはないだろうが、一人の人間がそれだけの数の子孫を残すことは、通常では考えられないことである(江戸幕府の将軍などでもない限り)。

そうした事態を避けるために、同じドナーの精子をくり返し使うことはやめて、あまり異母兄弟の数を増やさない方がいいのではないかということが、かねてから言われてきた。現在、アメリカやイギリスの場合には、同じドナーの精子によって生まれてくる子どもの数を一〇人までに制限しており、フランスでは五人までに限定されている。

日本産科婦人科学会は、二〇〇六年に「非配偶者間人工授精に関する見解」(二〇一五年「提供精子を用いた人工授精に関する見解」に改定)を出して、一人のドナーから生まれる子どもは一〇人までにするように呼びかけている。

6　子どものアイデンティティを知る権利

さらに、DIには、もう一つ大きな問題がある。つぎのQUESTIONを考えてみよう。

QUESTION

カナダに住むシェリー・クルズさんは、DIによって、シングル・マザーの女性から生まれたが、「自分の遺伝子の半分を知りたい」と思い、何年も精子ドナー（自分の遺伝上の父親）を探し続けている。だが、母親がDIを受けた病院の医師は、ドナーのプライバシー保護を理由に、シェリーさんにドナー情報を教えることを拒否し続けている。DIによって生まれた「子ども」が「ドナーを知りたい」と要求した場合、あなたは、精子ドナーの情報を「子ども」に伝えてもよいと思うだろうか。(13)

生まれてくる子どもの一五〇人に一人がDI児であるというカナダでは、「人工授精児の会」（トロント）が発足し、一〇代から五〇代までのDI児たちが集まって、ドナー情報の開示を求める運動を起こしている。彼らは、みずからの「出自を知る権利」を主張しているが、その情報を彼らに開示することは、きわめて困難である。現在、医療機関はもとより、精子バンクの多くが「匿名の原則」を遵守し、ドナー情報については堅く口を閉ざしているのである。

（1）なぜドナーを匿名にするのか

なぜ、ドナーを匿名にしているのか。少なくとも三つの理由が考えられる。一つは、ドナーのプライバシーを保護するためである。ドナー自身が、自分の家庭をもっていることも多く、DI児から、父親としての義務を求められたり、責任を取ってくれなどと言われたりすることを避けるために、子どもとの関係を完全にシャットアウトしている。ドナー側の立場で考えると、匿名にしておいてもらわなければ、安心して提供できないだろう。提供したら、自分の身元をすべて明かさなければならないということになれば、現在、大学病院などで精子提供のアルバイトをしている医学生たちは、提供を拒否するかもしれない。

日本でも「出自を知る権利」が意識されるようになってきたことを受けて、慶応大学病院で精子ドナー候補者に、その経緯を同意書に明記して説明するようにしたところ、提供を見送るケースが相次ぎ、新たなドナーがゼロになったという。そのため、同病院では、DIの新規受け入れを当面の間、中止するとの方針を確認している。国内でのDIの実施件数は、同病院が約半数を占めており（二〇一七年は一六三四件）、大きな波紋を呼びそうである。(14)

また、DIを受けて「子ども」をもうけた不妊夫婦の側からすれば、家庭のなかにドナーの影響を持ち込みたくない、という気持ちがあるだろう。生まれてきた子どもは、あくまでも自分たち夫婦の子どもとして「普通に」育てたいという心情は理解できる。二〇〇二年、慶応大学でDIを受けて、子どもをもうけた日本人夫婦を対象に行なわれたアンケート調査によると、回答のあった夫七六通、妻八六通のうち、「DIの事実を子どもに知らせるべきだと思うか」という質問に対して、夫七七・三%、妻七五・〇%が「絶対に話さないほうがよい」と答えている。「話さない方がよい」理由としては、男女とも最も多かったのが「子どもを作り、家庭を守っている男性が本当の父親だと思う」であった。また、「将来、子どもにDIの事実を伝えようと思っているか」に対しては、夫八一・七%、妻八一・四%が「伝えない」と答えている。[15] また、精子ドナーに父親の権利を主張されることがあると困るだろう。

さらに、DIを施術する医療機関や精子バンクの側からすると、ドナーの匿名性を守らなければ、ドナー数が減少してしまい、ドナー不足になるという懸念がある。わざわざ身元を明かしてまで、精子提供をする男性は、それほど多くはない。ドナー数が減ってしまえば、DI自体が行なえなくなる可能性もある。後述するが、スイスではドナーの身元を完全に開示することを義務づけたため、それ以降、ドナー数が激減し、DIに用いる精子をアメリカなどから輸入せざるを得ないという事態に陥ってしまったのである。

このように、DIを行なう精子バンクや医療機関、DIを受ける不妊夫婦、そして精子ドナー自身にとっても、「匿名が一番」ということになっていたのである。しかし、ここには、DIで生まれてくる子どもたちの視点が欠けている。子どもにとって、ドナーを知らないでいることがよいことなのかという問題を、これまで誰も考えてこなかったのである。

（2）なぜ精子ドナーを知りたいのか

「遺伝上の父を知りたい」と訴えるDI児たちは、ほとんどの場合、ドナーに父親としての責任を要求しているのではなく、「自分のアイデンティティを確認するため」に、精子ドナーを知りたいと主張している。自分は一体何者なのか。どんな人の遺伝的特質を受け継いでいるのか。自分の存在を確認するための手段として、精子ドナーに会いたいという。あるいは、自分のルーツを知りたい、家系をさかのぼりたいという欲求もある。「家系」といっても、私たちにはピンとこないかもしれないが、欧米では、家系図に対する執着をもつ人が多く、自分の祖先は誰かといった自分のルーツをはっきりと確認しておきたいという欲求が強いのである。ところが、ドナーを知らなかったら、父方の家系がすべて空白になってしまう。そのストレスに耐えられないという人が多いのである。

また、自分の遺伝子の空白を、今度は自分の子孫（子ども）が受け継いでしまうという問題もある。DI児自身が親になったとき、自分の子どもが、その遺伝子の空白を受け継いでしまう。自分が父親を知らなければ、子どもは自分の祖父を知らないことになり、自分のルーツが分からないという不安を、自分の子どもまでが共有することになってしまうのである。

（3）精子ドナーの情報開示

子どもの出自を知る権利とドナーのプライバシー、どちらを優先すればよいのだろうか。

精子バンクの人気ドナーであるマイクさんは、宣伝用プロモーションビデオのなかで、「もし生まれてきた子どもが「会いたい」と言ってきたらどうしますか?」という質問に対して、つぎのように答えている。

子どもが私に「会いたい」と言ってきても、それは彼らが成人した後のことだし、単なる好奇心からだと思います。もし彼らが私に父親として会いたいというのなら、答えはノーです。私は父親ではないし、そう思われたくもありません。彼らを二〇年間育てた人が父親です。しかし、もし彼らが自分の遺伝的なつながりを確認したり、私のなかに未来の自分を見たいというのなら、会っても構いません。そうした気持ちは理解できます。[16]

マイクさんの〝模範解答〟のような答えに対して、学生の多くが「偽善者だと思う」「将来のことをあまり真剣に考えていないのではないか」などという厳しい意見を寄せてきた。自分の遺伝子の半分を知りたいという気持ちと、「父親」を知りたいという気持ちは、必ずしも割り切れるものではないというのが、大方の意見であった。あなたは、どう思うだろうか。

最近では、DI児の要求に応えて、一部の国や精子バンクが徐々にドナー情報の開示を始めるようになってきた。

世界で初めてそれが法律として成立したのはスウェーデンで、一九八四年に成立した「人工授精法」により、子どもが「相当の年齢(一八歳)」に達したら、ドナーの氏名や住所を知ることができることになった（一九八五年に施行）。この法律では、ドナー自身は、自分の精子で生まれた子どもかどうかをあらかじめ知ることはできないが、生まれた子どもは、一八歳になれば、ドナーの氏名や住所を知ることができる。本法の施行によって、スウェーデン国内の精子提供者は激減し、DIを求めるカップルの待機期間が長くなってしまったという。匿名の精子ドナーを求めるスウェーデン人は、匿名を認めている隣国のデンマークへ渡航するようになったそうである（生殖ツーリズム）。

その後、ノルウェー、オランダ、英国、フィンランドやニュージーランドなどで、二〇〇〇年代に入ってから、ドナー精子や卵子によって生まれた人のドナーを知る権利を定めた法律が成立・施行されている。

このように、生殖技術で生まれた人の「出自を知る権利」を認める根拠として「子どもの権利条約」第七条一「児童は（中略）できる限りその父母を知りかつその父母によって養育される権利を有する」と、「欧州人権条約」第八条の「私生活と家庭生活の尊重についての権利」が挙げられている。

日本では、日本産科婦人科学会が「提供精子を用いた人工授精に関する見解」（二〇一五年）のなかで「精子提供者のプライバシー保護のため精子提供者は匿名とする」とする一方で、「生まれてくる子どもの権利・福祉に十分配慮し、適応を厳密に遵守して施行する必要がある」とされ、出自を知る権利については、曖昧なままにされている。

DIによって生まれたシェリー・クルズさん（前出）は「私たちは［たとえ会ったとしても］ド

ナーの権利を侵害したりはしません。だって、ドナーは私たちの一部なのですから」と言っている。[17]だが、実際に「父親」としての義務を求められることはないと言われても、顔も知らない自分の「子ども」に会うこと自体が、ドナーにとって心理的負担になるかもしれない。他方で、そのような覚悟の出来ていない人は、ドナーになるべきでないと主張する学生も多かった。身元の開示を義務化したほうが、質のよい（優生学的な意味ではなくて、安易な気持ちではない）ドナーを集められるという意見である。

先述のスウェーデンでは、以前は、お金を必要とする若い大学生などが多かったが、ドナー情報の開示を認めた「人工授精法」施行後は、年令層が上がり、すでに家庭をもち子どものいる男性が、善意でドナーとなるケースが増えたという。ドナーの身元開示の動きが高まっているなか、ドナーとなる男性の背景も大きく変化する可能性がある。

また、身近にいる家族（義父など）からの精子提供を受けたDIの場合はどうであろうか。ある調査によると、このような夫婦の多くが、義父の精子から生まれたという事実を「子どもには伝えない」と答えていたそうである。[18]こうした場合であっても、子どもに「事実」を伝えるべきなのだろうか。

さらにDIには、父子関係をどう築くかという問題もある。DIでは、子どもは母親とは遺伝的なつながりがあるが、父親とは遺伝的には他人である。したがって、DI児をもうけた家庭の父親は、子どもとの「父子関係」を後天的に努力して築いていかなくてはならない（実の子どもが相手でも、同じことが言えるかもしれないが）。イングランドでは、ＤＩで生まれた子どもに、その事実を伝えるための絵本 My Story などが作られており、良好な家族関係を築くためのさまざまなアプローチが試みられている。しかし、それがうまくいかないとき、親子関係がギクシャクしたり、家族のなかで、夫だけが遺伝的につながりをもっていないという状況が、夫に疎外感を感じさせてしまうことがある。たとえ子どもとの関係が良好であっても、夫は心のどこかで「自分だけがのけ者にされてしまうのではないか」という不安感を抱えていることもある。[19]

あるいは、冒頭にあげた QUESTION のように、夫の父親から精子提供を受けた場合、夫にとっては、「腹違いの兄弟」が生まれてくることになる。夫は、遺伝上の異母兄弟に「わが子」として接し、生涯育てていかなくてはならない。

ＤＩと並んで、「子ども」との関係や「告知」が問題となる生殖医療に、「代理母出産」がある。次章では「代理母出産」を取り上げ、引き続き、生殖医療と生まれてくる子どもとの関係を考えていくことにしよう。

（1）『毎日新聞』二〇〇〇年一二月九日付、http://www.mainichi-msn.co.jp
（2）「親子の新たな物語（1）」『信濃毎日新聞』朝刊、二〇一一年四月四日。
（3）*THE GENIUS FACTORY: The Curious History of The Nobel Prize Sperm Bank*（デイヴィッド・プロッツ著、酒井泰介訳、早川書房、二〇〇五年）。

(4) 森健『ヒトゲノムが切り開く遺伝子技術の功罪』、web版 http://kodansha.cplaza.ne.jp
(5) 同右。
(6) 二〇〇二年一月二三日放送。
(7) 3WEB http://www.threeweb.ad.jp
(8)『毎日新聞』一九九八年一一月一三日付。
(9) 同右。
(10) 映画『キッズ・オールライト』(原題 "THE KIDS ARE ALL RIGHT") アメリカ映画、アミューズソフト、二〇一〇年は、レズビアン・カップルを親にもつ姉弟と、その前に現われたドナーとの間に展開するハプニングを描いた作品である。子どもたちとドナーの心情の間にある "温度差" や、レズビアン・カップルの精子ドナーに対する複雑な心境が丁寧に描き出されており、この問題を考えるうえで有益な示唆を与えてくれる。
(11) Alastair V. Campbell, *Bioethics: The Basics*, Second Edition, Routledge, 2017, p.99
(12) ibid., p.99.
(13) この話の原型は、NHK教育『にんげんゆうゆう』「不妊夫婦の決断・父を探す "姉妹" の旅」二〇〇二年一月二一日放送による。
(14) ヨミドクター「慶大、第三者提供の人工授精中止…ドナー足りず」二〇一八年一〇月三〇日 https://yomidr.yomiuri.co.jp)。
(15) 吉村泰典・久慈直昭「精子提供により子どもを得た日本人夫婦の告知に対する考え方」(案) 平成14年度厚生科学研究 (http://www.mhlw.go.jp/shingi/2003/02/dl/so227-10c.pdf)。

(16) ＮＨＫ教育「不妊夫婦の決断・父を探す〝姉妹〟の旅」。
(17) ＮＨＫ教育「不妊夫婦の決断・父を探す〝姉妹〟の旅」。
(18) 赤林朗・大林雅之『ケースブック医療倫理』。
(19) ＮＨＫ教育「生殖――子どもとの新しい関係を求めて――」。

■引用・参照文献

赤林朗・大林雅之『ケースブック医療倫理』（医学書院、二〇〇二年）
石井美智子『人工生殖の法律学』（有斐閣、一九九四年）
石原理『生殖医療と家族のかたち――先進国スウェーデンの実践――』（平凡社新書、二〇一〇年）
石原理『生殖医療の衝撃』（講談社現代新書、二〇一六年）
岩志和一郎「ＡＩＤによって生まれてきた子の身分関係」『判例タイムズ』（七〇九号）
歌代幸子『精子提供――父親を知らない子どもたち単行本――』（新潮社、二〇一二年）
ＮＨＫ教育『にんげんゆうゆう』「不妊夫婦の決断・父を探す〝姉妹〟の旅」（二〇〇二年一月二一日放送）
ＮＨＫ教育『にんげんゆうゆう』「生殖――子どもとの新しい関係を求めて――」（二〇〇二年一月二三日放送）
ケン・ダニエルズ、仙波由加里訳『家族をつくる――提供精子を使った人工授精で子どもを持った人たち――』（人間と歴史社、二〇一〇年）
非配偶者間人工授精で生まれた人の自助グループ（DOG：DI Offspring Group）・長沖暁子『ＡＩＤで生まれるということ――精子提供で生まれた子どもたちの声――』（萬書房、二〇一四年）

橳島次郎『生端医療のルール――人体利用はどこまで許されるのか――』（講談社現代新書、二〇〇一年）
森健『ヒトゲノムが切り開く遺伝子技術の功罪』〈講談社ブルーバックス〉（講談社、二〇〇一年）
Alastair V. Campbell, *Bioethics: The Basics*, Second Edition, Routledge, 2017.
University Department of Obstetrics and Gynaecology, Jessop Hospital for Women, *My Story*, Infertility Reseach Trust, Sheffield, 1991.
映画『キッズ・オールライト』（原題“THE KIDS ARE ALL RIGHT”）アメリカ映画、アミューズソフト、二〇一〇年

第6章 代理母出産は許されるか

二〇一九年四月、米国ネブラスカ州で、六一歳の女性がゲイの息子のために代理母出産を決断し、自分の孫を出産したという報道が世界中を駆けめぐった。代理母となったセシル・エレッジさんは、息子の精子と彼の同性パートナーの妹の卵子とからなる体外受精卵の移植を受けて妊娠し、三月に無事出産した。生まれてきた女の子は、セシルさんの娘であると同時に孫でもある(1)。

ゲイ・カップルが代理母出産の制度を利用し、母が孫を産むという、このニュースの斬新さは、驚きと祝福を集める一方で、代理母出産に対してより慎重な議論を要するという意見をも呼び起こすことになった。

日本では、生殖補助医療にかんする法整備が未だになされておらず、代理母出産(以下、「代理出産」と略す)についても法律で禁じられてはいない(日本産科婦人科学会が禁止しているが、法的拘束力はない)。近年、日本人が仲介業者を介して、海外で代理出産を行なうケースが急増しつつあり、「代理出産ビジネス」をめぐるトラブルも見受けられるようになっている。こうしたなか、二〇一四年に自民党のプロジェクトチームが、代理出産などに関する法案をまとめ、国会に提出する動きを見せたことがあったが、現状では法案提出には至っていない。

さて、読者のみなさんはどうお考えになるだろうか。まずは、つぎの問題について、自分なりの答えを頭に思い浮かべながら、この章を読み進めていただきたい。

QUESTION

あなたが、「代理出産」を認めてもよいと思うのは、つぎのうち、どれ?

①がんや筋腫などで、子宮を摘出してしまった女性(卵子はつくれる)。

②子宮は正常に機能するが、妊娠や出産によって、生命が危険にさらされたり、病状が著しく悪化する恐れのある女性(多発性硬化症のように、妊娠が病状を進行させる可能性のある病気にかかっている女性の場合)。

③「産休をとりたくない」というバリバリのキャリア・ウーマンや「体型が崩れるのがイヤ!」というモデルやバレリーナ。

④子どもがほしいゲイ・カップル。
⑤利用したいと思う人は、誰でも利用できるようにすればいい。

もちろん、「どんな理由があっても禁止！」という意見もあるだろう。また、選択肢には挙げなかったが、「ボランティアのみ認めるべきで、ビジネスは許されない」、つまり血縁者間などでの無償の「代理出産」は容認できるが、金銭契約をともなうビジネスとしての「代理出産」は許容できない、という立場も当然あり得る。さらに、学生たちの意見で多いのが、「夫婦の受精卵を生んでもらう「ホストマザー」ならいいが、代理母もしくは卵子ドナーから卵子を提供してもらう「サロゲートマザー」はダメ」という意見である。「「ホストマザー」のみなら許容できる」という意見は、実は、国内の世論の過半数を占めている（後述）。「代理出産」の方法としての「ホストマザー」、「サロゲートマザー」とは、それぞれ何か。以下、順を追ってみていくことにしよう。

1 「代理母出産」とは

「代理母出産」とは、「生殖補助医療」のひとつであり、自分たちの間では子どもをもうけることのできないカップルが、第三者の女性に、妊娠・出産を依頼することである。たとえばロキタンスキー症候群のように、先天的に子宮が欠損しているケースや、がんなどで子宮を摘出してしまった場合、本人の健康な卵子があるならば、妻の卵子と夫の精子を体外受精させ、できた受精卵を「代理母」の子宮に着床させて、夫婦の遺伝子をもった子どもを産んでもらうことができる。

また、妻が五〇代や六〇代のケースも増えている。この場合、妻が閉経していることが多いため、代理出産だけでなく、卵子の提供も依頼することになる。こうした妊娠・出産の「代理」は、金銭契約をともなう場合もあり、アメリカの一部の州やインドなどでは、「子宮を貸すビジネス」として、「代理出産」の斡旋業者なども存在している。

前者のように、代理母の子宮だけを「借りて」、依頼人カップルの体外受精卵で子どもを産んでもらう方法を、以前は「借り腹」（Rental Womb）とよんでいたが、この表現はあまり良い印象を与えないため、現在では「ホストマザー」とよぶことが多い。後者のように、妻の卵子を用いずに代理母から卵子まで提供してもらうため、夫の精子を代理母の子宮に送り込んで（つまり、人工授精を行なって）子どもを生んでもらう（より単純な）方法を、「サロゲートマザー」（Surrogate mother）という。

（1）ホストマザー

一九八〇年代から使われ始めた技術で、「体外受精」を用いて行なう方法である。この場合、代理母は子宮だけを提供し、代理母と生まれてくる子どもとのあいだに、遺伝上のつながりはない。

図2を見ながら説明していこう。「ホストマザー」では、依頼主夫婦の精子と卵子で体外受精卵を作り、それを代理母の子宮に着床させて、育ててもらう。すると、生まれてくる子どもは、遺伝的には夫婦間の子どもであり、代理母と子どもとの間にDNAのつながりはない。代理母は、いわば保育器のような役割をしており、「お腹を貸すだけ」なので「貸し腹」と言われることもある。

ホストマザーには、「お腹を貸すだけ」という意識で、女性が安易に母体を提供しやすいという問題点がある。アメリカでとくに規制のない州では、主婦向けの雑誌やテレビコマーシャル、ウェブサイトなどで、代理母候補となる女性を広く募ったりしている。これを見た女性（多くは専業主婦）が、「お腹を貸すだけで、多額の報酬がもらえる」と考えて応募してくる。

だが、「お腹を貸すだけ」とは言っても、妊娠や出産には、それなりのリスクがともなうことは事実である。これだけ医療設備が整い、衛生上の配慮も行き届いている日本やアメリカの病院でも、未だに妊産婦の死亡はゼロではない。報酬につられて応募してくる女性のうち、いったいどれくらいの女性が、そうした身体的リスクを正確に把握しているのだろうか。

また、最近では、「ホストマザー」の場合でも、子どもに「代理母の遺伝子がうつる」ことがあるとも言われている。だが、「代理出産」の問題は、代理母と生まれてくる子どもとの間に、遺伝的なつながりができることだけではないので、両者の間に遺伝的なつながりがなければ許容してもいいのかどうか、という問題を考えるためにも、今はこの説は棚上げにしておくとしよう。

方法Ⅰ（Host mother）

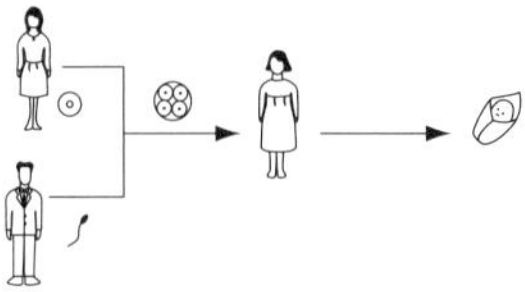

Host mother：夫と妻の体外受精卵を代理母に移植して出産
（子宮のみを貸して出産）
遺伝的には夫婦の子ども

方法Ⅱ（Surrogate mother）

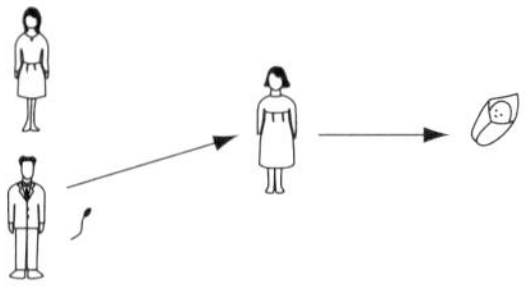

Surrogate mother：夫の精子を妻以外の女性に人工授精し出産
（卵と子宮を貸して出産）
遺伝的には夫と代理母との子ども

図２　アンケート調査のための送付用解説図（日本不妊学会倫理委員会〔現・日本生殖医学会〕）

（２）サロゲートマザー

「サロゲートマザー」は、一九六〇年ごろから利用されており、代理母が子宮だけでなく、卵子まで提供することになる。

図２にあるように、こちらでは、依頼主の夫の精子と代理母の卵子とで子どもをつくる（妻の卵子が使えない場合）。具体的には、夫の精子を代理母の子宮に入れて人工授精させ、妊娠・出産してもらう。したがって、生まれてくる子どもは、代理母の実の子どもである。

借り腹と違って、こちらの方が、方法はより単純であるが、事情はより複雑である。子どもが依頼主の夫と代理母との子どもとなるため、妻にとっては、子どもは自分の夫と他の女性との子どもである。なかには、みずから依頼したにもかかわらず、妊娠した代理母に「嫉妬」を感じてしまうこともあるらしい（日本の二例目の代理出産のケースでは、従姉に代理出産を依頼した妻は、「代理母」となった従姉の大きくなっていくお腹に「嫉妬」し、半狂乱になっていたという）。さらに、代理母とは別に「卵子提供者」がいる場合、生まれてくる子どもには、遺伝上の母（卵子の提供者）、生みの母（代理母）、育ての母（依頼人）という三人の「母親」がいることになる。これでは、子どもが混乱してしまうこともあるかも知れない。

2　世界の「代理出産」規制の状況

さて、冒頭のQUESTIONに立ち戻って、「代理出産」にかんする世界の規制状況をみていこう。みなさん自身の抱いている意見やイメージとのギャップを感じ取っていただきたい。

QUESTIONに上げた選択肢のうち、③は、現在、どの国でも許されてはいない。③のように、「不妊治療」以外の目的で、つまり「便宜目的」で「代理出産」を利用することはできない。仕事を休みたくない、妊娠線ができるのがイヤなどといった理由で「代理出産」を利用することは禁じられているのである。また、たとえ①や②のようなケースであっても、「代理出産」を認めている国は限られている。現在のところ、不妊治療という名目で「代理出産」を法律で認めている国は、カナダ、イギリス、ブラジル、オランダ、ロシア、インド、オーストラリアの一部、アメリカの一部の州（フロリダ、カリフォルニア、ニュージャージー等）などであるが、これらのほとんどが、有償での代理出産を禁止している。無償のボランティアでの代理出産は、その多くが、血縁者間で行なわれる。たとえば、日本で諏訪マタニティークリニックの根津医師が手がけたように、不妊の娘夫婦に代わって、母親が代理母となったり、姉妹間、従姉妹間で代理出産を引き受けたりするといったケースである。

近年では、こうした「医学的不妊」以外に、④のゲイ・カップルの利用も報道されている。同性婚が認められている国で、婚姻関係にあるゲイ・カップルは、自分たちの間では、子どもをもうけることはできない。このようなケースを「社会的不妊」と呼び、彼らにも技術へのアクセス権が認められてよいのではないかという見方も出てきている。

「「ホストマザー」のみなら許容できる」という規制は、現在のところどの国や地域でも実施されてはいない。だが、日本では、二〇〇七年三月に厚生労働省が行なった国民の意識調査によって、代理母と子どもの間に遺伝的つながりのない「ホストマザー」については、一般市民の半数以上が容認していることが明らかになっている。(2) 他方で、自分が子どもに恵まれない場合に、代理出産を利用したいと思うかという質問に対しては、「利用したい」は九・七％にとどまり、「配偶者が賛成したら利用したい」は四〇・九％。「配偶者が望んでも利用しない」は四八・四％で、代理出産を社会的に容認することはできても、当事者となると、利用には慎重な姿勢がうかがえた。(3)

こうした一般市民の意識とは対照的に、日本では、厚生科学審議会先端医療技術評価部会が、二一年間の議論を経て、「いかなる理由であっても代理出産は禁止」という結論に達している。主に「子どもの福祉」という視点から、「代理出産」には、遺伝上の母、生みの母、育ての母、さらには戸籍上の母という複数の「母親」が存在することになり、子どもが混乱してしまうと指摘されている。さらには、女性の身体を生殖機械のように用いることになり、代理母となる女性の尊厳をふみにじる行為であるとか、ビジネス化されることにまつわる社会的混乱なども懸念されている。

また、法務大臣、厚生労働大臣の連名で、代理出産を中心とした生殖補助医療についての審議を依頼されていた日本学術会議は、二〇〇八年四月、「代理懐胎」（代理出産）を原則禁止にするという内容の提言を行なった（ただし、先天的、あるいは摘出手術等により子宮をもたない女性に限って、代理出産の試行的実施（臨床試験）の可能性が考慮されている(4)）。

アメリカの特定の州やインド、ロシア、ウクライナなど、代理出産を斡旋する日本人向けのエージェントを通じて、代理出産を依頼しようとすること（生殖ツーリズム）を止めるのは難しい。二〇一八年一月に報道された、元アナウンサーの丸岡いずみさんによるロシアでの代理出産や向井亜紀・高田延彦夫妻による米国カリフォルニア州での代理出産のケースはこれにあたるだろう。

また、二〇〇八年八月には、インド人女性と代理出産契約を結んだ日本人夫婦が、子どもの出産前に離婚し、生まれた子どもを男性（依頼人であった元夫）が引き取ろうとしたところ、シングル男性が養子縁組をすることはインドの法律で禁じられており、子どもを引き取れないという事態が報道された(5)（マンジ事件）。こうした日本人による海外での「代理出産」の利用にかんする状況を、次節で紹介していくことにしよう。

3　日本の「代理出産」事情
――日本国籍が取れない代理出産――

日本人夫婦が海外で「代理出産」を利用した場合、戸籍上の記載や国籍など、子どもの法的身分が問題になる。日本では、法務省が一九六二年の最高裁判決などを根拠に「出産の事実をもって母とする」としているため、「代理出産」を利用して子どもを得た場合、戸籍上の母親は（依頼者である妻ではなく）代理母になってしまうからだ。だが、出生届を受理する際に、妻が子どもを産んだかどうかという「事実」を、日本政府が改めて確認することはほとんどなく、「代理母」に子どもを産んでもらった日本人夫婦は、日本の法律をすり抜けて（政府のチェックを経ずに）、生まれた子どもを自分たち夫婦の「実子」として、出生届を出すことができていた。

しかし、妻が自然妊娠する可能性の少ない高齢の女性である場合（五〇歳代以降）、子どもの出生届は受理されない可能性がある。日本では、一九六一年の法務省の通達で、「母親が五〇歳以上の場合、産んだ事実を確認する」ことになっているため、「代理出産」であることが判明してしまい、子どもが夫婦の「実子」として認められない場合があるからだ。

これにかんしては、五〇歳代の日本人夫婦がアメリカで「サロゲートマザー」を利用して子どもを

産んでもらったケースが問題となっていた。（以下、新聞記事）

代理出産　日本籍取れず　法務省「妻高齢」出生届を保留

不妊に悩む日本人夫婦が昨年、米国で別の女性に出産してもらう「代理出産」に臨み、双子の男児が生まれたものの、法務省が「親子関係が特定できない」と出生届の受理を保留、双子が日本国籍を得られない状態になっていることが二十三日、明らかになった。

不妊治療の法整備に向け、厚生労働省の生殖補助医療部会は今年四月、代理出産の実施やあっせんを罰則付きで禁止する最終報告をまとめた。しかし、海外での実施の取り扱いなど、運用面での問題が指摘されており、今回、それが表面化したことになる。

代理出産を依頼したのは、関西地方に住む夫（53）と妻（55）。日本で不妊治療が成功せず、二〇〇〇年に契約した米カリフォルニア州の代理出産あっせん会社を通じ、アジア系米国人女性から卵子提供を受けた。夫の精子と体外受精させ、受精卵を別の米国人女性に移植し、昨年十月、同州内の病院で双子が生まれた。

同州の法律では、代理出産契約をした女性が母親になれる。夫婦も州裁判所から「夫婦が実の両親」との判決を受けた。

これを受け、在米日本総領事館に出生証明書と出生届を提出したが、妻が高齢なことなどから領事館は「法務省と協議したい」と受理を保留した。その後、領事館から診察記録や代理出産までの経緯などをまとめた陳述書の提出を求められたが、現在も保留状態が続いている。

子供二人は今年二月帰国し、四月に米国人として外国人登録した。

夫は「就学問題のほか、在留資格を更新し続けなければならないなどの不利益が考えられ、一刻も早く受理してほしい」と話している。

現行法上、受理難しい

▼法務省民事局の堀嗣亜貴民事一課長の話　日本人の妻が出産していないことが明らかになっている以上、現行法の枠組みでは出生届の受理は難しい。不妊治療に関する法整備をめぐっては、厚生労働省側と検討を進めているが、医療現場でもさまざまな意見があり現状ではいかんともし難い。双子男児の日本国籍を得るためには、米国で代理母を実母とする出生証明書を作り直した上で養子縁組し、日本に帰化させる手続きが必要となる。(6)

このケースでは、妻が五五歳であったため、代理出産であることが分かってしまったのである。逆に考えれば、妻が五〇歳以下であれば、日本の法律をすり抜けて「代理出産」を利用することはいとも簡単にできる、ということである。また、妻が高齢でなくても、代理出産であるという事実を公表している向井亜紀・高田延彦夫妻の場合、やはり生まれた双子の出生届は受理されなかった。彼らの出生届を受理してしまえば、「出産した人が母」という日本政府の判例を無視することになってしまうからだ。向井・高田夫妻は、出生届の受理を求めて家事裁判を申し立て、東京家裁はこれを退け、

東京高裁は受理を命じたが、二〇〇七年三月二三日に最高裁が受理を認められないとする決定を下した。(7)

この新聞記事の夫婦の場合、二〇〇三年一一月一一日に法務省が、「日本人の父親を持つ双子の男児には日本国籍がある」という結論を通知して、子どもの日本国籍だけは認めるようになった。（以下、新聞記事）

米での子は日本国籍あり　米国の確定判決を基に判断

法務省は11日、日本人夫婦が米国の代理出産で生まれた双子の男児の日本国籍を求めている問題で、日本人夫の精子を利用した代理母契約を裏付ける米国カリフォルニア州裁判所の確定判決を根拠に「日本人の父親を持つ双子の男児には日本国籍がある」と結論づけ、夫婦に通知した。代理母問題で、米国の確定判決を基に日本国籍の取得を認める判断は初めて。

（中略）

日本人夫婦を父母とする出生届は既に不受理とされているが、今後、日本人夫を父、出産した代理母の米国人女性を母親とする出生届を出し直せば、双子は戸籍に記入される。その後、民法に規定されている特別養子縁組の手続きを取れば、日本人夫婦を両親とする戸籍の作成も可能という。

民事訴訟法には、外国の確定判決について、「公の秩序や善良の風俗に反しなければ効力が認められる」としており、法務省はこの規定に反しないと結論付けた。(8)

「代理出産禁止」、「出産した人が母」という厚生労働省や法務省の方針とは逆に、国内には「代理出産」容認派が徐々に増えつつあり、二〇一四年に自民党のプロジェクトチームが代理出産などにかんする法案をまとめ、国会に提出する動きを見せたことも、世間の関心を集めることとなった。こうした一般市民の意識が、今後、政府の方針にいかなる影響を与えていくのか、注目されるところである。

4 「代理母」になる方法

ここまでは「代理出産」を利用する側の話であるが、本節では、「代理母」候補者となる女性側の話を紹介していくことにしよう。営利目的での「代理出産」が合法化されているアメリカの州では、ウェブサイトや、主婦向けの雑誌などに、斡旋業者が代理母募集広告を出し、代理母候補者となる女性を日常的に募っている。だが、応募してきた女性たち全員が、代理母になれるというわけではない。たとえば、代理出産エージェンシー「KB Planning」の場合、代理母になれる女性の条件は以下のようになっている(9)。

①妊娠、出産の経験が1回以上ある人。
②不妊の女性を助けたいという意志があること。

③お金だけが目的でないこと。
④妊娠期間を楽しめる人。
⑤過去の出産が比較的楽だった人。
⑥心身共に健康な人。

これらのうち、業者が最も重視するのは②であり、妊娠できない女性のために役立ちたいというボランティア精神である。こうした候補者の性格や資質を調べるために、精神科医の問診による心理テストや筆記テスト（アンケート）、面接などが実施されるのが一般的である。「KB Planning」の場合、つぎのような質問事項に答えてもらい、「代理母」として「適格」であると判断された場合にのみ、「代理母」候補者として登録されることになる。[10]

・住所、氏名、年齢、職業、家族構成、エスニック（民族種）、社会保険番号（Social Security Number）等の個人情報。
・自身及び家族の健康状態、妊娠、出産経験、現在の子供の数、家庭環境、等。
・どうして代理母になりたいのか？
・代理母として依頼された場合、依頼者とどういうお付き合いを望むか？
・代理出産が終了した後、生まれた子供に会いたいか？

・中絶をどう考えているか？
・多胎になった場合、依頼者が望んだ場合、減数手術は受け入れるか？
・家族の協力が得られるかどうか？　家族は賛成しているか？

業者によっては、質問数が五〇〇を越えるところもあるらしい。だが、こうした「代理母」応募者に対する事前のテストは、どうしても必要である。たとえば、出産後、自分が生んだ子どもに会いたいか、子どもを渡した依頼者とどう付き合いたいか、あるいは、いっさい顔を合わせないことを望むかなどは、依頼者側のニーズと一致しなかった場合に、やっかいな問題になってしまう。また、アメリカでは、カトリック信者である女性は、中絶を望まないので、たとえば、出生前診断で胎児に問題があった場合に中絶できるかどうか、双子以上の多胎になってしまった場合、減数するかどうか（本書第2章を参照）などについては、事前に十分に合意が形成されていなければならないだろう。

アンケートや、候補者との面接、インタビューなどを経た後、業者によっては、候補者の犯罪歴を調べたり、代理母としての身体適性検査や精神鑑定、子宮がん検査などを実施するところもあり、これらをクリアした女性のみが、代理母として登録されることになる。

代理母になりたいという動機はさまざまであるが、他人の役に立ちたいというボランティア精神と、住宅ローンの返済などにあてるお金が欲しいという経済的な理由とが並存しているような女性が多い。代理母のなかには、手作りの自己紹介文を用意したりして、積極的に自分をアピールする人もいる。

代理母への報酬額は、代理母斡旋業が始まった一九八〇年代では、一万ドルが相場であった。一万ドルというのは、当時のアメリカの「法定最低労働賃金」の一〇か月分から算出された金額である。現在は、業者によって多少の差はあるものの、だいたい二万ドル前後である。

5　代理出産にかんするトラブル

事前にどれほど詳細な契約を交わしていたとしても、代理母の妊娠中や出産後にさまざまなトラブルが発生する可能性は残されている。たとえば、依頼主の子どもを妊娠しているあいだに、代理母が体調を崩したらどうするか。なかには妊娠中に心臓疾患を悪化させ、検査や治療の費用を依頼主に払ってもらえず、貧しくて病院に行けないまま自宅で死亡していた代理母もいる。あるいは、代理母が「腹を痛めた子」への愛着を断ち切れず、産んだ子どもの引渡しを拒否したらどうするか。本節では、代理母契約の是非をめぐる裁判として、最も有名な事件である「ベビーM事件」を、つぎのようなQUESTIONのかたちで紹介していくことにしよう。

QUESTION

アメリカ、ニュージャージー州のビル・スターン（三八歳）とベッツイー・スターン（三八歳）夫妻は、ニューヨーク不妊センターを訪ね、ニュージャージー州の主婦、メアリー・ベス・ホワイトヘッド（二九歳）と代理母契約を結んだ。スターン夫妻は、妻が多発性硬化症という難病にかかっていて、妊娠によって症状が著しく悪化する可能性があったため、代理出産を依頼したのである。代理母が生まれた赤ちゃんの養子契約書に署名し、子どもを引き渡した後で、一万ドル（当時の為替レートで約一五三万円）が支払われるという取り決めがなされた。

代理母メアリー・ベスは九回目の人工授精で妊娠し、一九八六年三月、女の子が生まれたが、生まれた子どもを一目見て「この子は私の子。他人に渡すなんてできない」と思ってしまった。

三日後に病院を訪れたスターン夫妻に、涙ながらにMちゃん［裁判所のつけた子どもの仮名］を手渡したものの、翌日になってメアリーさんは夫婦の自宅に駆け込んで「私の子を返して。そうでなければ自殺する」と泣き叫んだ。夫妻は気持ちを静めさせるためMちゃんをいったん返した。しかし、メアリーさんはその後謝礼の受け取りを拒否しMちゃんの返還にも応じなかった。(11)

依頼人のスターン夫妻は、裁判所から子どもの返還命令を取り付け、警官がホワイトヘッド夫妻宅に踏み込んだが、代理母の夫のリチャードがMちゃんを連れて逃走した。その後、スターン夫妻は私立探偵を雇ってMちゃんを捜し、警官がMちゃんをスターン夫妻のもとに連れ戻した。代理母メアリー・ベスは、Mちゃんの再返還を求めて訴えを起こした。

こうした場合、代理母の要請に応じて、代理出産契約を白紙に戻し、子どもを「生みの親」である代理母に返してもよいと、あなたは思うだろうか。それとも、あくまで契約は契約であり、いったん取り決めがなされた後では、契約通りに、子どもは依頼主に引き渡されなければならないと考えるだろうか。

この裁判は「ベビーM事件」と呼ばれ、「心変わり」をした代理母と依頼人とが、子どもの引き取りをめぐって争った最初の裁判であり、世界中が注目した。

一年後の一九八七年三月、ニュージャージー州第一審裁判所は、代理母契約を「適法」と見なし、依頼人のスターン夫妻側に永久的な養育権を認めるという判決を出した。これを不服としたメアリー・ベスは、ニュージャージー州最高裁判所に上訴した。最高裁は、金銭の授受をともなう代理母契約は、新生児売買を禁止する州法に抵触するために無効であるとし、ベビーMの父親を、遺伝上の親でもある依頼人の夫ビル・スターンとし、母親は遺伝上の親であり、産みの親でもある代理母のメアリー・ベスであるという判決を出した。だが、この二人が共に養育することはできないため、双方の家族生活を比較し、「子どもの最善の利益」という基準に従って、スターン夫妻に養育権を認めた。メアリー・ベスには、訪問権（面会は週二回、一時間ずつ。他のホワイトヘッド家の人は逢えない）が認められた。

この判決は妥当であるとあなたは思うだろうか。「契約は契約だから」という以前に、そもそも「代理出産契約」自体が有効であるかどうかに立ち返って、考え直さなければならない。また、ベビーM事件では、依頼人と代理母側との社会的ステータスの格差にも注目が集まった。メアリー・ベスは中卒で、無職の女性であり、他方、スターン夫妻側は、夫は三八歳の生化学者、妻は三八歳の小児科医というカップルであった。「子どもの利益」を社会的・経済的に測ることができるのかという疑問と同時に、ビジネスとしての代理母業が、結果的には、社会的、経済的に優位な人が、貧しい女性を搾取するものになっているのではないかという懸念を社会に喚起することになった。

依頼人と代理母とが子どもの取り合いをするのは、まだいいかも知れない。逆に、依頼人が出産した子どもを引き取らないというケースもある。二〇一四年には、タイで代理出産を依頼していたオーストラリアの夫婦が、生まれてきた双子のうち、ダウン症の子どもの方を受け取らずに帰国したことが報道され、大きな波紋を投げかけた（ベビー・ガミー事件）。これ以外にも、代理母の妊娠中（子どもが生まれる前）に、依頼人夫婦が離婚してしまい、元夫婦に依頼人たちが、子どもの引き取りを拒否するばかりか、養育費の支払いまで拒んだというケースもある。だが、こうした場合は、裁判所が、法的な親は依頼人たちであると主張してくれる（後述）。さらに、代理母のＨＩＶ感染がチェックできず、子どもがエイズに感染していたため、依頼人が引き取りを拒否したという事例もある。こうした場合は、斡旋業者側に責任を求めることはできようが、生まれてきた子どもが行き場をなくしてしまう。

6 「代理出産」の倫理問題

ここまでみてきて、読者のみなさんはどう思われるだろうか。本節では、「代理出産」をめぐる賛否両論を紹介していきたい。みなさん自身が共感できる意見はあるだろうか。

まず、「代理出産」を依頼したり、正当化しようとする人びとが主張するのは、個人の「幸福追求の権利」である。

子どもをもつという幸福から、身体的な障害によって隔てられている人は、他の人と同じように自分の子どもをもつ権利をもっている。あきらめを強制する権利は誰にもない。……「何も」他人が達成できないような特別な便益を得ようとするのではなく、健康人が享受している可能性を代理人によって達成しようとするにすぎない。(12)

子どもが欲しいという「代理出産」利用者の動機には「不健全なものはない[13]」という前提で、この主張はなりたっている。だが、これに対して、フランスのカトリック教会のように、「不妊は「悪」ではなく「子どもをもつ権利」は存在しない」という意見が必ずある。「不妊」はそもそも「悪いこと」、あるいは「病気」なのか？「代理出産」は不妊の「治療」になり得るのか？不妊夫婦は「患者」なのか？「不妊」という現象についての、より根本的な考察が要求されるだろう。

これ以外に、「代理出産は、他の女性に対する献身的な行為（素晴らしい人助け）である」という意見もある。とくにボランティアで代理出産が行なわれているイギリスやイタリアなどでは、子どもを作れない女性のためにみずから代理出産をするということは、「美談」として語られたりしている。他の女性のために、自分の子宮を一〇月一〇日ものあいだ提供する。なんて献身的な利他的な行為なのだろうというのである。

しかし、「幸福追求権」というのは理解できるが、「代理出産」が「素晴らしい人助け」という主張に対しては疑問を感じる学生が多い。「いくら人助けとは言え、他人の子を身ごもるなど、ゆき過ぎた奉仕精神だ」という冷静な見方をする人がけっこういるのである。

「代理出産」に反対する意見の代表的なものをあげよう。まずは、代理出産は女性を「子どもを産むための道具」として利用することだという意見である。代理出産を認めてしまうと、女性がいわば生殖機械と化し、人間の尊厳を傷つけることになる。これは日本の厚生労働省が挙げている禁止理由である。すでに二〇〇〇年の時点で、厚生省の「生殖補助医療技術に関する専門委員会」の作業班は、代理母出産を、女性を生殖の手段として扱う技術とみなし、法律で禁じるべきだとの見解を示している(14)。妊娠や出産に対して、代理母自身が負うことになる身体的リスクも考慮される必要があるだろう。

また、ビジネスとしての代理出産は、女性の産む機能の商品化であるという意見もある。女性の生殖器官を商品化するという点で、代理出産は「新手の売買春」ではないかというのである。

さらに、営利目的の代理出産は、新生児売買であるという批判もある。確かに、代理母がお金目的で子どもを作って、それを売り買いするのは、人身売買に等しい行為であると言えるかもしれない。かつては、代理出産契約の際に、子どもの状態、いわば「品質」によって、子どもの「値段」に差がもうけられていることもあった。生まれてきた子どもが健常児であったなら、提示されていた報酬は全額支払われるが、何らかの「障害」があった場合には、代理母への報酬は「半額」、死産であれば、報酬の一割程度という「契約」も多かった。このような「契約」は、子どもを「商品」として見なしている感が否めない。だが、こうした理由で代理出産禁止を主張しようとする人は、金銭のからまない、たとえば血縁者間などでのボランティアによる代理出産の場合なら、代理出産を認められるのかどうかを述べなければならないだろう。

夫婦間への第三者（代理母）の介入によって、夫婦関係が不安定になってしまうのではないかという意見もある。子どもをつくるという夫婦間のきわめてプライベートな営みのなかに、代理母という第三者が入り込んでくることによって、夫婦関係に何らかの影響を与えてしまうのではないか。実際に「代理出産」を利用したことがきっかけで、離婚してしまったという夫婦も存在している。極端なケースでは、イギリスで、人工授精による妊娠がなかなかうまくいかなかったために、依頼主の夫と代理母とが、双方の配偶者に内緒でベッドを共にし、それが判明して双方とも家庭が崩壊してしまったというケースもある（これはゆき過ぎたケースだろうが……）。

だが、最も根強い反対意見は、代理出産によって「親子」や「家族」の概念に混乱が生まれるという指摘だろう。代理母から生まれてきた子どもが、「自分の親は誰なのか？」が分からなくなって混乱してしまうというのである。『ETV特集二〇〇一　第二回』「生殖医療のルールづくり」では、「代理出産」ビジネスが盛んに行なわれているアメリカ・カリフォルニア州での、子どもとの関係をめぐるトラブルが紹介されていた。代理母から卵子まで提供してもらい、生まれた子どもに、幼い頃からその事実を包み隠さず話してきたある母親は、子どもとの間に普通の母娘関係を築いてきたと思っていたが、あるとき、子どもを叱ると「あなたなんか本当の親じゃない！」と言われ、ショックを受けたという。また、その娘が自分の生い立ちを書いた学校の作文では、「代理母から生まれた」という事実のみが記され、母親としての自分のことが何も書かれていなかったそうである。記者がその子どもに「お母さん（依頼人）はどんな人？」という質問をすると、そっけなく「わたしを養ってくれている人」と答えていた。

また、代理母の妊娠中に依頼人が離婚してしまい、だれが子どもの親となるか（親権や養育費の支払い義務）を五年間も裁判で争ったケースもあった。このケースでは、夫婦のどちらにも生殖能力がなかったため、第三者から精子と卵子を提供してもらい、生まれた子どもを実子として育てる契約を代理母と結んでいた。だが、出産の八日前に、依頼人の夫が離婚訴訟を起こし、代理母のおなかの子どもと自分とは遺伝的つながりがないため、子どもの養育費の支払い義務はないと主張したのである。五年後、カリフォルニア州は、たとえ子どもとの遺伝的つながりがなくても、夫婦が妊娠・出産に関わったときの意思が重要であって、依頼人夫婦が子どもの法的親であり、法的父親は依頼人の夫であり、彼に父親としても義務があるという判決を出した。このケースでは、五年もの間、生まれた子どもに法的な親がいなかったわけである。

この裁判を手がけた弁護士は、つぎのようにコメントしている。

「代理出産でトラブルが起きたとき、苦しむのはいつも子どもです。子どもはいつか真実を知り、誰が親なのか分からなくなってしまう。いったい誰のための代理出産なのでしょうか？　親の身勝手なエゴのためであってはならないのです(15)」。

日本の厚生科学審議会先端医療技術評価部会が、最終的に「代理出産禁止」に至った理由も、代理出産が「子どもの福祉」に反するということである。親子関係に混乱を招くという以前に、生まれてくる子どもに「代理母から生まれた」という事実をいつ、だれがどのような形で伝えるかという深刻な問題がある。

「子どもがほしい」という素朴で単純な願望が、それを実現する技術の登場によって、「親子」や「家族」という概念を混乱させ、ときにはそれを根底からつき崩すことにつながっていくというのは、きわめて皮肉な話である。みなさんはどう思われるだろうか。

（1）『朝日新聞デジタル』二〇一九年四月七日付。
（2）『読売新聞』二〇〇七年六月二二日付。
（3）『読売新聞』二〇〇七年六月二二日付。
（4）平成二〇年四月一六日公表「代理懐胎を中心とする生殖補助医療の課題――社会的合意に向けて――」生殖補助医療の在り方検討委員会。
（5）『朝日新聞』二〇〇八年八月八日付。
（6）『西日本新聞』二〇〇三年一〇月二三日付夕刊。
（7）『読売新聞』二〇〇七年三月二三日付。
（8）『毎日新聞』二〇〇三年一一月一一日付。
（9）「代理母ドットコム」、http://www.dairi-haha.com/japan-report.html
（10）同右。
（11）『毎日新聞』夕刊一九八六年八月二三日付。
（12）加藤尚武『応用倫理学のすすめ』八〇-八一頁。
（13）同右、八一頁。
（14）『毎日新聞』二〇〇〇年六月一六日付。
（15）『ETV特集二〇〇一　第二回』「生殖医療のルール作り」。

■引用・参照文献

石井美智子『人工生殖の法律学――生殖医療の発達と家族法――』（有斐閣、一九九四年）
NHK教育『ETV特集二〇〇一　第二回』「生殖医療のルールづくり」（二〇〇一年七月一九日放送）
大野和基『代理出産――生殖ビジネスと命の尊厳――』（集英社新書、二〇〇九年）
加藤尚武『応用倫理学のすすめ』〈丸善ライブラリー〉（丸善、一九九四年）
生命倫理教育研究評議会『テーマ30　生命倫理』（教育出版、一九九九年）
P・チェスラー、佐藤雅彦訳『代理母――ベビーM事件の教訓――』（平凡社、一九九三年）
辻村みよ子『代理母問題を考える』（岩波ジュニア新書、二〇一二年）
根津八紘『母と娘の代理出産』（はる書房、二〇〇九年）
日比野由利『ルポ　生殖ビジネス――世界で「出産」はどう商品化されているか――』（朝日選書、二〇一五年）
松尾瑞穂『インドにおける代理出産の文化論――出産の商品化のゆくえ――』（風響社、二〇一三年）
向井亜紀『会いたかった――代理母出産という選択――』（幻冬舎、二〇〇四年）
フジテレビ系『逢いたかったわが子よ――向井亜紀、代理母と歩んだ一一二七日の全記録――』（二〇〇四年一月二三日放送）
M.Kirkman, "Sister-to-sister gestational 'surrogacy' 13 years on : a narrative of parenthood", in *JOURNAL OF REPRODUCTIVE AND INFANT PSYCHOLOGY*, VOL.20, No.3, 2002.

第7章

障害新生児の治療停止
——「死なせてもよい生命」とは——

もし、生まれてきた子どもに何らかの「トラブル」があったら……おそらく読者の多くは、一度は考えてみたことがある問題だろう。NICUで働くナースがひんぱんに遭遇するつぎのようなQUESTIONから話を始めよう。

QUESTION

あなたは、NICU（Neonatal Intensive Care Unit, 新生児集中治療室）で働くナースである。四年にわたる不妊治療でやっと妊娠した女性が、妊娠二八週目にして陣痛を訴え、救急車で運ばれてきた。帝王切開で双子が生まれ、NICUに収容されたが、二人とも超未熟児で、生き残ったとしても、何らかの後遺症を抱える可能性が高い。しかも、双子の片方は検査の結果、ダウン症であると診断された。合併症で腸閉塞を起こしており、手術が必要である。それを知らされた双子の両親は「子どもの治療はしないでほしい」と言い、手術の同意書へのサインも断った。病院側の方針としては、子どもに生存する可能性がある以上、治療停止はできないと説明したが、両親は「たとえ生き残っても、育てるつもりはない」と子どもの養育を拒否している。NICUで毎日、母親代わりとして子どもの看護をしているあなたにとっては、とてもつらい状況である。かといって、子どもが障害をもっていると知り、ショックを受けている両親の気持ちも無視はできない。このような場合、医療者はどのように対処すればよいのだろうか。(1)

このようなケースは、アメリカでは「ベビー・ドゥ」ケースと呼ばれる。すなわち、障害をもって生まれた新生児に対して、その親や、治療にあたった医師が、治療を停止したり、治療をしないでおくことによって、子どもを「死ぬにまかせ」ようとした場合に発生する事例の総称である。最もよく知られているケースは、一九八二年にインディアナ州ブルーミントンで起きた「ベビー・ドゥ事件」である。

「ベビー・ドゥ事件」

「ベビー・ドゥ事件」は、ドゥ（プライバシーを保護するために、よく用いられる匿名）が生まれた一九八二年四月九日から、死亡する一五日までのわずか一週間の出来事である。ドゥは、食道閉鎖と気管食道瘻《ろう》をともなうダウン症（21トリソミー、二一番目の染色体が三本ある）の男の子だった。食道気道瘻の手術は比較的簡単だったが、ドゥの両親が、手術の同意書へのサインを拒否した。そこで、病院経営者と小児科医たちが裁判所に判断を仰いだが、一審と二度の控訴審で、「親には治療をするか否かを決定する権利がある」という裁定が下され、検事が連邦最高裁判所に緊急介入を求めている最中に、ドゥは餓死してしまった。

この事件のもたらした影響については、後で触れることにして、ここでは先に、「ベビー・ドゥ」ケースが発生するようになった背景について、簡単に触れておくことにしよう。直接に影響しているのは、出産の医療化、ＮＩＣＵ（新生児集中治療室）の発達、一九六〇年代の新生児観の三つである。

1　「ベビー・ドゥ」ケースの背景

もともと出産は、家庭のなかでごく普通に行なわれていた行為で、それ自体、医療や病院とは無関係なことであった。そのため、障害児が生まれた場合にどうするかという問題も、もともとは、それぞれの家庭のごくプライベートな問題だったのである。

たとえば、日本では昔からいわゆる「まびき」というのが行なわれており、障害児や虚弱児は山林へ捨てられたり、川に流されたりしていた（このとき川に流された障害児がたたって悪さをすると考えられたことから、河童伝説が生まれたとも言われている）。「食い扶《ぶ》ち」が増えるだけで、労働力にならないと見なされたからである。

ところが今は、出産のほぼ一〇〇%が、産婦人科等の医療施設で行なわれるようになっている。それにともなって、新生児殺し（Infanticide）の問題が、医療の場面に入ってきたのである。

（1）NICU（新生児集中治療室）の発達

一九六〇年代に、未熟児の生命を維持するためにNICU「新生児集中治療室」が発達し、一九七〇年代には、小さな人工呼吸器と栄養管が、未熟児で生まれた新生児を救うために使われるようになった。

NICUが登場する以前は、重度の障害をもって生まれてきた赤ちゃんの大半が、自然に死んでいた。NICUが発達することによって、これまでなら死んでいたはずの赤ちゃんの生命を救うことができるようになったのである。しかし、その結果、救命とQOLのギャップが拡大するようになってきた。つまり、NICUによって救命はできても、救命された新生児のQOLが低いというケースが起こってきたのである。

NICUで治療を受ける新生児の多くが、呼吸器によって肺の組織が硬化してしまったり、頭蓋内出血を起こしたりすることがひんぱんに見られ、子どもに低い生命の質しか期待できないことになった。生命は助かっても、子どもがそうした重篤な障害を抱えることになることを考えると、NICUで無条件に子どもを救うことが、果たしてよいことなのか。子どもの予後を考慮すると、むしろNICUでの治療を停止して（あるいは、差し控えて）、子どもを「死ぬにまかせる」ことの方がよいのではないだろうか、と考えられるようになってきたのである。

（2）一九六〇年代の新生児観

さらに、ここに一九六〇年代以降、大きな影響力をもつようになったある新生児観が関係してくる。六〇年代の新生児学では、赤ちゃんは生後一週間を境にして、厳格に区別されていた。生後一週間未満の赤ちゃんは「新生児」と呼ばれ、一週間以降は「乳児」と呼ばれていた（現在は、生後一か月で分けられている）。「新生児」と「乳児」は、同じ赤ん坊でも大きな違いがあると、六〇年代当時は考えられていたのである。

こうした区別の元になっているのは、育児書で有名なイギリスのスポック博士の学説である（これはつい最近まで、アメリカの新生児医療に、多大な影響を与え続けてきた）。博士の主張によって、当時、生後一週間未満の「新生児」には、視聴覚などの感覚、苦痛を感じる能力などの脳の機能は、まだほとんど機能を始めておらず、その生命は「植物的」であると考えられていた。こうした考え方は新生児の扱い方や育児観などに大きな影響を与え、新生児は苦痛や恐怖を感じない、ただ泣いて、ミルクを飲むだけの存在であると、当時は本気で信じられていた。それがやがて「新生児であれば、死なせても構わない。なぜなら彼らは苦痛を感じないから」という発想につながり、新生児殺しは、一週間以内であれば許されるといわれるようになったのである。

このようにして一九六〇年代に作られた新生児観によって、障害児殺しは正当化されてきたわけであるが、現代の新生児学からみて、はたしてこの学説はどの程度の妥当性をもつのかという疑問が当然湧いてくる。

実は、これは今から考えると空恐ろしいことなのである。現在では、胎児心理学なども発達して、人間が苦痛を感じ始めるのは、すでに胎児の初期段階（妊娠の四週間半位から）であることが知られている。したがって、これまでに苦痛を全く感じないものとして扱われてきた新生児たち（あるいは、胎児たち）は、私たちとまったく同様の肉体的、精神的苦痛を感じながら死んでいったということになる。

2　障害新生児に対する治療方針

冒頭のQUESTIONに立ち返って、検討してみよう。子どもが何らかの障害をもって生まれてきた場合、考えられるのは、つぎの三つの選択肢である。

a．どんな重い障害をもった子どもでも、最後まで治療・延命する。

b．障害の程度によって、治療するか、治療を差し控えるかを決める。

c．障害の程度にかかわらず、両親の意向を最優先する。

この三つの選択肢を、ここではａ「絶対延命主義」、ｂ「選択的治療停止」、ｃ「両親優先主義」と呼ぶことにする。以下、それぞれを検討してみよう。

（1）絶対延命主義

どんなに重い障害の子どもでも、最後まで延命治療を続けるというこの方針は、SOL（Sanctity of Life, 生命の神聖さ）という信念にも適っていて、倫理的に問題になることはないように思われる。しかし、アメリカの全病院のうち、この延命主義を取っている病院は、わずか二%足らずだという。実際の医療現場でこの方針を貫くのは、きわめて困難である。無脳症や18番トリソミーなど、予後不良の新生児の延命治療を継続することは、莫大な医療費とともに、医療者や子どもの家族に対する感情的な負担を発生させることにもなるからである。

さきに紹介した「ベビー・ドゥ事件」を機に作られ、アメリカのNICUなどで一九か月間（一九八二年五月から一九八三年の終わりまで）機能していた「ベビー・ドゥ規則」が、この方針にあたるだろう。

「ベビー・ドゥ事件」が、マスメディアに大きく取り上げられた際、世論の大半が、ベビー・ドゥの両親と裁判所に対して批判的であり、抗議の手紙が議会とホワイトハウスに殺到した。これに応じて、レーガン大統領（当時）は、ドゥの死後、二週間たたないうちに、連邦政府資金を受けているすべての医療施設にたいして「障害者［障害新生児］を差別してはならない」という趣旨の通告を出すよう命令したのである。その後、アメリカの六八〇〇の病院が、新しいガイドライン、いわゆる「ベビー・ドゥ規則」を受け取った。「ベビー・ドゥ規則」によれば、すべての分娩室、妊産婦病棟、小児病棟および新生児集中治療室に「この施設内で障害児にたいして差別的に食物と看護を与えないことは連邦法によって禁止されている」と書かれたポスターを貼らなくてはならなかった。

さらに、「ベビー・ドゥ・ホットライン」（障害児にたいする差別待遇が通報できるように提示されたフリーダイヤル）と「ベビー・ドゥ特捜班」（弁護士、行政官、医師から構成され、苦情の調査にあたる）が設けられた。

特捜班は、「つねに通報から一時間で空港に急行できる準備を整えていて、全国いたるところへと飛んでいき、あたかも抜き打ちの銀行監査を行なう外部の会計士のように、突然やってきた。バンダービルト大学に特捜班の一団が到着したときなどは、まさにそんな有り様だった。記録は差し押さえられ、勤務医はカルテを押収され、夜を徹した調査が行なわれた。罪のない赤ん坊の生命に危機が迫っているかもしれないのだから、どんなに急いでも急ぎすぎることはない、というのが特捜班の方針だった」(2)。

「ベビー・ドゥ特捜班」のこうした「強引な」やり方は、医師たちや子どもの両親から大きな反発を買った。特捜班の行動は、両親と医師との間のデリケートなやりとりのなかに、土足で踏み込んでくるような印象を与えたのである。

そして結局は、アメリカ小児学会と全国レベルのマスコミが反対したことで、ベビー・ドゥ特捜班は廃止された(3)。

「強引な」やり方で、すべての障害児に(延命)治療を与えようとした「ベビー・ドゥ規則」は、いったいどれほどの「成果」を上げたのだろうか。

その調査によって、有益な人生を送る可能性があった赤ん坊が救われた場合もあった。その一方で、巨額の費用をかけ、感情面でも大きな負担を強いて、通常以上の外科的処置が行なわれたのに、結果は赤ん坊が数日間余分に生きただけだったという場合もあった。ある事例では、医師が「普通の寿命をまっとうできる可能性はまったくない」と述べた赤ん坊の医療費が四〇万ドルに達した。手術に承諾することを拒否した親が、子どもたちの看護権を州に譲らなければならなくなった事例もいくつかあった(4)。

生存の見込みのきわめて低い新生児の苦痛を「数日間余分に」引き延ばすだけになるケースが発生したことによって、医療費の問題、医師や両親の感情的な負担という問題が発生し、ときのレーガン政権は、結局のところ、この方針を変更せざるを得なくなったのである。

(2) 選択的治療停止

子どもの障害の程度によって、治療するか、しないかを決める。すなわち、子どもの長期的予後(QOL)によって、治療する子どもと治療しない子どもを選り分けるという方針である。あるいは、子どもの容態に応じて、「制限なく最大の治療を行なう」から、「治療方法に選択的な制限を置く」、「現在行なっている治療を継続する」、「生命維持の治療を止める」に至るまで、段階的に治療の差し控えを行なう場合もある。

これは、さきの「ベビー・ドゥ規則」のように、生存の見込みのきわめて低い新生児の苦痛を「数日間余分に」引き延ばすだけになるケースや、たとえ生存できたとしても、きわめて低いQOLしか保てないというケースを避けるための方針である。

二分脊椎症の子どもの出生率が高いイギリスでは、その重症度によって選択的に治療を停止するという方針をめぐり、約三〇年前、小児科医たちのあいだで一大論争が巻き起こった。二分脊椎とは、脊髄が背骨の外にはみ出し、損傷を受けて手足などがまひする先天異常である。イギリスでは食習慣に原因があるため（葉酸の摂取量が少ないためといわれる）か、二五〇人に一人という高い確率（日本の約一〇〇倍）で、二分脊椎症の子どもが生まれていた。

一九五〇年代まで、二分脊椎症の子どもの大半が、生後まもなく死亡していた。しかし、一九五〇年代以降、抗生物質を用いたり、脳脊髄液を排出する方法が考案されたことによって、それまでなら死亡していたはずの何千人もの新生児の生命が、突然、救えるようになったのである。イギリスの二分脊椎の専門医（小児科医）であったロールバーは、最初、この先天異常をもった子ども全員に、積極的な治療を行なうという治療方針を採っていた。だが、この方針を採り始めてから一〇年後、自分が治療した子どもたち八四八人の記録を分析したところ、ほぼ半数が生後一年以内に死亡し、生き残った子どものうち、まったく障害のない子どもは八人、残りの子どもの八〇%が重度の障害をもっていたそうである。(5)

こうした分析結果から、一九七〇年代初頭、ロールバーは「たとえ全力を尽くし、善意からであっても、結局は百害あって一利なしということにならないように」、二分脊椎症の子どものうち、ほぼ確実に重度の障害を残す子どもを特定するための独自の基準（後述）を考え、その子どもたちを積極的に治療しないという方針を採用し始めるようになった。(6)

QUESTION

ロールバー医師は、二分脊椎症の子どもについて、独自の治療基準である「ロールバーの基準」を考案し、この基準で最低のランクに該当する重症の子どもの場合には、治療をしないという方針を打ち出した。あえて治療を試みたところで、ほとんどの子どもはじきに死亡し、生き残ったとしても重度の障害を抱えることになるからである。これに対して、同僚である小児外科医ロバート・B・ザカリーは、どんな障害の子どもであっても、治療し救命すべきだと、「生命の選択」につよく反対した。ロールバー医師とザカリー医師、あなたが賛同できるのはどちらだろうか。

ロールバー医師が、元々はどんな子どもでも例外なく治療するという方針を採っていたことを考えると、あえて「選択的治療停止」に踏み切った彼の主張も説得力をもつように思われる。だが、治療する子どもと治療しない子どもを選り分けるということに対して、安易に賛同することもできないだろう。その基準はどのようにして設定されるのか。どのような障害が「重度」と判断されるのか。第三者から「重度」であり、「治療するに値しない」と判断されるような子ども、いわば「死なせてもよい」子どもとは、どのような子どもなのだろうか。両者の論争は、イギリス中から注目されるようになった。

(3) 両親優先主義

障害の程度にかかわらず、両親の意向を最優先する。子どもの障害がそれほどひどくはなくても、親が子どもの治療を拒否すれば、医療者はそれに従うという方針である。たとえば、ダウン症候群の子どもは、英語でHappy Childと言われ、とくに苦痛をともなう障害でもなく、本人は幸せに生きることができる。けれども、両親がダウン症の子どもを育てる自信がないといって、養育(あるいは、子どもを助けるための手術や治療などへの同意)を拒否するのであれば、医療者はその意向を受け入れるという方針である。

その根拠として私たちが直観的に思うのは、「育てるのは親だから」ということであろう。医療者にとっては、子どもとのつきあいは子どもが病院にいる間だけであるが、親は一生、子どもと関わっていかなくてはならない。また、「障害新生児は家族のQOL(生活の質)を左右する」という考え方もあるだろう。障害をもって生まれてきた子どもだって、もちろん大変であるが、その子を育てる家族も大変である。子どもの存在によって、経済的、精神的に負担を背負うことになるのは(もちろん、必ずしもそうとは限らないが)、周囲の家族である。たとえ子ども本人のQOLがそれほど低くはなくても、家族が子どもの世話を負担に感じれば、家族のQOLが下がってしまうのではないか。

だが、障害児を育てることが、つねに、家族のQOLを下げてしまうとは限らない。ダウン症の子どもを本当にかわいがって、子どもの成長、あるいは、その存在を最高の生きがいにしている親も多く存在している。(7) このように、子どもの存在を喜び、心から子育てを楽しんでいる家族の場合には、子どもの存在によって、逆に、家族のQOLが上がるということだってあるだろう。

3　殺すこと(killing)と死ぬにまかせること(letting die)

両親の意向や、第三者（医療者）によるQOL判断によって、「治療停止」とされた子どもはどうなるのだろうか。こうした場合、医師はカルテに「看護のみ」と書く。すると、それを見たナースは、子どもに水と鎮静剤（泡水クロラールなど）を与えるだけになる。鎮静剤は投与量を増やして与えられることもあり、これが新生児には睡眠薬と同じ作用をもたらすことになる。子どもはつねに眠たげでうとうとした状態になり、ミルクを欲しがらなくなる。つまり、空腹感や苦痛を感じさせずに、一週間くらいかけて餓死させるというわけである。

なぜこうした間接的な方法が採られるのかといえば、「子どもたちは、殺されたのではなく、たんに死ぬにまかせられたのだ」と言えるからである。「殺すこと」（致死薬を投与することによって、直接に生命を終わらせること）と「死ぬにまかせること」（あえて治療のための積極的な措置をとらずに、自然の経過にまかせる（日本語では「見殺しにする」というのだろう））とは別のことであって、前者より後者の方が容認されやすく、訴訟を起こされることも少ないだろうと考えられていたからである。これは、積極的安楽死と消極的安楽死との区別に際しても、問題になる点であろう（本書第1章参照）。

また、すみやかに生命を奪うよりも、治療停止によって「死ぬにまかせる」ことの方がよいと考えられるのは、死までの比較的ゆるやかな経過のあいだに、両親の気持ちが変わったり、子どもの容態が好転したりする可能性を残すためだともいわれている。

だが、その「可能性を残された時間」は、看護者や医師たちにとっては、じわじわと死に向かっていく子どもの経過を看取らなければならないつらい時間である。「干からびるようにして死んでいく」子どもを看取ることは、NICUで働く医療者にとっては耐え難い苦痛なのだそうである。一週間もかけて苦痛にさらしながら死に追いやるよりは、投薬などの積極的な措置によってすみやかに息を引き取らせた方が、「よっぽど道徳的だ」という意見もある。

4　第三者によるQOL判断は可能か

さらに問題になるのは、「第三者（医療者）による子どものQOL判断は可能か」という点である。子どもに対して、「重度」の障害であり、「QOLが低い」ため、「治療するに値しない」と、第三者（医療者）が判断することは妥当なのだろうか(8)。患者が成人であれば、他人の生命に対して、「死なせてもよい」という判断を下すことに抵抗感を感じることは難しくないだろう。QOLを判断するのは、あくまでも、その人生を生きる患者（患児）本人なのであって、第三者がそれを行なうことが許されると考えるのは、時として危険であり、少なくともそれに安易に妥当性を認めることはできないのではないか。

著名な看護者であるヘルガ・クーゼは、新生児など対応能力をもたない患者の場合には、措置についての同意が成立していなくても、治療停止のような不作為だけでなく、死をもたらす直接的な行為も許されるし、また「そうするべきである」と主張する。(9) 同意の有無ではなく、むしろ治療しないことや直接に生命を打ち切ることが、患者本人にとって利益になるか、危害になるかを判断・区別するための基準（さきのロールバーのような治療基準）を確立することが問題となるという。クーゼのこの見解は、殺される（死ぬにまかされる）本人ではなく、医療者などの第三者が、彼／彼女のＱＯＬを判断し、措置を選択することを当然のように容認している。

しかし、ＱＯＬはあくまでその人生を生きる本人にとっての幸福度、満足度を表わすものであり、本人以外の第三者が患者（や子ども）のＱＯＬを判断すべきではないだろう。成人の「安楽死」の場合のように、患者本人がみずからのＱＯＬについて判断・意思表示することが可能であればよいのだが、患者が新生児であれば自分のＱＯＬを判断することも、あるいはたとえ「これ以上苦しみたくない」と感じていてもその意思表示をすることもできない。この点が問題をきわめて困難なものにしている。障害をもって生まれた子どもに対して、第三者の判断によって、「生きるに値しない生命」というレッテルを貼ることは、ナチス・ドイツ時代の障害者の大量虐殺にもつながる側面をもっているということもできるかもしれない。

さきにQUESTIONで触れた、二分脊椎症の新生児の治療停止についてのロールバーとザカリーの論争は、不意に終止符を打たれることになった。アルファフェトプロテイン（トリプルマーカーの一成分）のスクリーニング（後の母体血清マーカーテスト）が登場してきたからである。母体の血液を検査するこのスクリーニングによって、おなかの子どもが二分脊椎かどうかを出生前に知ることができるようになり、二分脊椎と診断された胎児の大半が中絶されることによって、この病気の子どもはほとんど生まれなくなったのである。

出生前診断（トリプルマーカーテスト）の登場によって、障害新生児の治療停止をめぐる問題は、出生前における障害児（胎児）の中絶の是非を問う場面へと移行しつつある。さらに、最近では、妊娠前の着床前診断が可能になったことによって、胎児の選別が、受精卵の選別へと移行する可能性が開けてきている。「診断」技術の発達にともなって、生命の選別の是非という普遍的な課題が、生命の初期段階へと前倒しにされてきている。「出生前診断」の章で、引きつづき、同じ問題を考えていくことにしよう。

（1）　お気づきの読者もいるかもしれないが、このQUESTIONの原型は、佐藤秀峰『ブラックジャックによろしく』三巻「ベビーER編①」同四巻「ベビーER編②」に登場する、双子の話である。

(2) グレゴリー・ペンス『医療倫理1——よりよい決定のための事例分析——』三〇四頁。
(3) 同右、三〇四頁。
(4) 同右、三〇五頁。
(5) ピーター・シンガー『生と死の倫理——伝統的倫理の崩壊——』一四九頁。
(6) 同右、一五〇頁。
(7) たとえば、大野明子『子どもを選ばないことを選ぶ——いのちの現場から出生前診断を問う——』などを参照。
(8) このことに関して、重要な示唆を与えてくれるのが、高谷清『重い障害を生きるということ』岩波新書、二〇一一年である(本書二六二頁「初学者のための文献ガイド」を参照)。
(9) Helga Kuhse, "Sanctity of Life, Voluntary Euthanasia and the Dutch Experience : Some Implications for Public Policy", in K.Bayertz (ed.), *Sanctity of Life and Human Dignity*, p.32.

■引用・参照文献

石井トク『看護の倫理学』〈現代社会の倫理を考える1〉(丸善、二〇〇二年)
大野明子『子どもを選ばないことを選ぶ——いのちの現場から出生前診断を問う——』(メディカ出版、二〇〇三年)
斎藤茂男『生命《いのち》かがやく日のために』(共同通信社、一九八五年)
佐藤秀峰『ブラックジャックによろしく』三巻「ベビーER編①」(講談社、二〇〇二年)
佐藤秀峰『ブラックジャックによろしく』四巻「ベビーER編②」(講談社、二〇〇三年)

ピーター・シンガー、樫則章訳『生と死の倫理——伝統的倫理の崩壊——』（昭和堂、一九九八年）

高谷清『重い障害を生きるということ』（岩波新書、二〇一一年）

手塚治虫「その子を殺すな！」『ブラックジャック』一二巻（秋田文庫、一九九三年）

仁志田博司編『出生をめぐるバイオエシックス——周産期の臨床にみる「母と子のいのち」——』（メジカルビュー社、一九九九年）

船戸正久・鍋谷まこと編『新生児・小児医療にかかわる人のための看取りの医療［改訂第二版］』（診断と治療社、二〇一六年）

グレゴリー・ペンス、宮坂道夫・長岡成夫訳『医療倫理1——よりよい決定のための事例分析——』（みすず書房、二〇〇〇年）

ロバート・F・ワイヤー、高木俊一郎・高木俊治監訳『障害新生児の生命倫理——選択的治療停止をめぐって——』（学苑社、一九九一年）

Helga Kuhse, "Sanctity of Life, Voluntary Euthanasia and the Dutch Experience : Some Implications for Public Policy", in K.Bayertz（ed.）, *Sanctity of Life and Human Dignity*, Kliwer Academic Publishers, Netherlands, 1996, pp. 19-37.

第8章

出生前診断と選択的人工妊娠中絶

――「普通の子」を産むための技術――

授業で「出生前診断」を取り上げるとき、学生たちが頭を悩ませる問題の一つに、つぎのようなQUESTIONがある。

QUESTION

あなたは産婦人科の外来で働くナースである。羊水検査の結果、おなかの子どもがダウン症であると分かった二八歳の女性のカウンセリングに同席した。この女性は夫とともに、子どもの中絶を希望している。「中絶してしまってよろしいんですね？」という医師の念押しに対して、彼女は「はい。私と主人は「普通の子」が欲しいんです」と答えた。この女性が考えている「普通の子」とは、どのような子どものことだろうか。また、あなた自身の「普通の子」の「定義」は何だろうか[1]。

この「普通の子」の定義は、かなりの難問である。QUESTIONのような場面で直接に問題になっているのは、「障害=普通ではない」になってしまうのか、という私たちの差別意識に対する問いかけであるが、さらにつきつめて考えてみると、「普通の子」という言葉は、それ以上の深い問題を含んでいることが分かる。そもそも「普通」とは何なのか。授業で学生に問いかけても「考えれば考えるほど分からなくなる」という意見が多かった。「「普通」という表現自体が、かなり曖昧だ」とか、「「普通の子」なんて存在しない。人間は一人一人違うものだ」という意見も出てきた。「人間は一人一人違う」というところまでくれば、ある人のもつ「障害」も、その人の「個性」として捉えることだってできるのではないか（障害者団体や障害学の立場から主張されてきたことである）。だが、「普通」という言葉を障害の有無とは無関係に使うことに、どことなく「無理」を感じてしまうという意見もあった。

あえて言うなら、QUESTIONのようなケースでは、「出生前診断」は「普通の子」を産むための診断技術となっている。胎児の「生命の質」をチェックし、たとえばダウン症（21トリソミー）などの「異常」を発見したら、QUESTIONのように子どもの中絶を望む夫婦がいる。こうした胎児の「生命の質」を理由に行なわれる中絶のことを、一般的な中絶と区別して「選択的人工妊娠中絶」（selective abortion）

（以下、「選択的中絶」とする）と呼んでいる。「選択的中絶」を前提にして「出生前診断」を受ける夫婦にとって、おなかの子どもはいわば「お試し期間中の人間」[2]になっているのである。本章では、この「出生前診断」と「選択的中絶」をめぐる問題について、みなさんと一緒に考えていくことにしよう。

1 「出生前診断」とは

「出生前診断」（prenatal diagnosis）とは、生まれてくる子どもの健康状態、障害や遺伝性疾患の有無を、おなかにいる胎児の段階で調べる検査技術、および検査結果にもとづく診断行為の総称である。広義には、必要に応じて胎内治療を行なったり、分娩方法を決めたり、出生後のケアの準備を整えたりするために、妊娠の全期間を通じて行なわれる診断を指すが、出生前診断のなかには、「選択的中絶」のみを目的とした（選択的中絶のために開発された）診断技術もある。たとえば、母体血清マーカー検査は、ダウン症や神経管閉鎖不全などの障害をもった胎児を「産まないため」に開発された検査である。その他の検査についても、妊娠を継続するかしないかを決めるための情報（判断材料）をカップルに提供する目的で、妊娠二二週未満（中絶可能な期間）までの間に検査結果が出るように行なわれることがある。

出生前診断が普及した背景には、晩婚化や少子化がある。晩婚のため、母体が高齢になると、胎児にダウン症などの染色体異常が発生する確率が急激に増えたり、少子化にともなって親の子どもに対する期待感が高まったために、パーフェクト・チャイルド・シンドローム（Perfect Child Syndrome）、つまり「完璧な子ども」を求める親が増えてきたりしているからである。

また、母体血清マーカー検査や超音波断層法が普及したことによって、「出生前診断」が特殊な診断技術ではなく、母体への侵襲度がより小さく、安全で「手軽に」受診できる検査になったという点も挙げられる。

欧米では、アイルランドやカナダのように、出生前診断を全面的に禁止している国がある一方で、イギリスやアメリカのカリフォルニア州のように、〝福祉コストの削減〟のために、障害児の排除を目的としたマス・スクリーニングを急速に普及させた国や地域もある。さらにWHOも、これを容認するどころか、むしろ積極的に普及を図っているそうである。

主な「出生前診断」の方法としては、母体血清マーカー検査、超音波検査、羊水検査、絨毛検査がある。そのほかに、フランスでその実施の是非が問題になっている胎児鏡検査（内視鏡検査の一つで、妊娠中期に、子宮に針を刺してそこから胎児の様子を直接に覗く）や、日本で二〇〇四年二月に波紋を呼んだ受精卵の着床前診断などもある。

二〇一二年八月末からは、妊婦の採血のみで胎児の染色体異常（主にダウン症）が「九九％の精度で診断できる」という、新型非侵襲的出生前検査（Non-Invasive Prenatal Testing＝ＮＩＰＴ）が日本でも広く報道され、議論が活発に行なわれている（ただし妊婦一般が対象の場合は、陽性的中率は五〇％を切るという）。従来の検査より精度も安全性も高く、安易な選択的中絶につながるのではないかと懸念されている。

妊婦全体の約六割が何らかの出生前診断を受けるというアメリカでは、二〇一一年秋以降、民間の検査会社が、この「新型出生前検査」で市場競争を展開し、アメリカ国内だけで年間売上高六億ドル（五八五億円）とされる巨大市場に発展しつつあるという。

日本では、二〇一三年四月から、日本医学会によって認定された施設での検査が始まり、二〇一八年三月までの約五年間で、「新型出生前診断」を受けたのは五万八一五〇人、そのうち約一・八％にあたる一〇三八人が、何らかの染色体異常で陽性と判定されていた。その後、羊水検査によって診断が確定した九四九人のうち約八〇％が人工妊娠中絶を選択していた(3)。

2 「選択的人工妊娠中絶」とは

出生前診断の結果によって、胎児を中絶する「選択的中絶」は、現在の日本では法的に認められてはいない。「選択的中絶」に触れるにあたって、さきに中絶にかんする日本の現状と法律について、確認しておこう。

(1) 中絶にかんする日本の現状と法律

比較的最近まで、海外の人びとからは、日本は「中絶天国」と呼ばれており、よく知られたブラックジョークで、「日本人の死因の第一位は何？」というのがあった。答えは「中絶」である。たとえば二〇〇〇年の母体保護統計では、人工妊娠中絶の件数は三四万一一四六件であり、この年にがん（日本人の死因の第一位）で亡くなった人の数を上回っていた(4)。

現在では、日本の中絶率は、先進国のなかでは多い方ではなくなっている。二〇二〇年度の厚生労働省の統計によると、人工妊娠中絶の数は一四万一四三三件であり、前年度比一万四九九七件、九・六％減と大幅に減少している。だが、同時に、出生数も減少し続けており、二〇二〇年の出生数は、前年（二〇一九年）より二万四四〇七人少ない、八四万八三一人と統計史上最少を更新している。このことから、中絶実施件数の減少は、出生数の減少と相関しているとの見方もある。

日本にも、中絶を取り締まる法律は存在している。中絶は、刑法の「堕胎ノ罪」（通称「堕胎罪」）（一九〇七年－）によって犯罪とされ、女性と医者が処罰される。妊婦が自分で堕胎したり、他人に依頼して堕胎してもらった場合は、刑法二一二条によって「一年以下の懲役」、妊婦の依頼を受けて堕胎を行なった者は、刑法二一三条によって「二年以下の懲役」、医療者が妊婦の依頼を受けて堕胎を行なった場合は、刑法二一四条によって「三年以上五年以下の懲役」が、それぞれ科されることになっている。だが、一九四八年に旧優生保護法（現・母体保護法）が条件付きで中絶を合法化して以来、「堕胎罪」は実質的には機能しなくなったのである。現在、堕胎罪で処罰される人は、ほとんどいない状況になっている。

(2)「母体保護法」の中絶要件

「母体保護法」では、妊娠二二週未満(二一週と六日)で、ある特定の「理由」に該当する場合に限って、「人工妊娠中絶」(母体保護法では「許される堕胎」のことを指す)が「例外的に」許可されている。二二週未満までは、胎児が「母体外において生命を保続することのできない時期」とされているからである。これは、新生児医療技術の発達にともなって、「妊娠八か月未満」(一九五三年)、「第七か月未満」(一九七六年)、「満二三週以前」(一九七八年)というように、幾度かの変更を経てきている。現在(一九九〇年)では、二二週以降はいかなる理由があろうとも中絶することはできない。二二週以降の胎児は、母体から独立した「人格」、つまり、生存権をもつ一人前の人と見なされ、その女性の自己決定の対象から外れることになるからである。そのような胎児を殺す中絶は、「人格」を殺すこと、すなわち、「殺人」であって、どんな理由であっても許されないとされている。

ここで、つぎの QUESTION を考えてみよう。

QUESTION

つぎのうち、あなたが「中絶してもよい」と思えるのはどんな場合だろうか。

①妊娠の継続や出産によって、母体の生命が危険にさらされる場合。

②レイプなどによって、妊娠してしまった場合。
③妊娠や分娩によって経済状態が悪化し、母体の健康を著しく害するおそれがある場合。
④胎児がダウン症や二分脊椎などである場合。
⑤すでに子どもが二人もいて、三人目はもういらないという場合。
⑥ちょうどマイホームを建てて、引越し準備で忙しい時期にあたり、「妊娠していると不便だから」堕ろしてしまいたいという場合（落ち着いたら、また妊娠すればいいと思っている）。

①から⑥の理由による中絶のうち、現行の「母体保護法」第一四条によって容認されているのは、①から③までの場合に限られている。

①身体的理由（母体保護）。
②レイプなどによる「望まない妊娠」（「2、暴行若しくは脅迫によって又は抵抗若しくは拒絶することができない間に姦淫されて妊娠したもの」）。
③経済的理由による母体の健康被害（「1、妊娠の継続又は分娩が身体的又は経済的理由により母

体の健康を著しく害するおそれのあるもの」)。

胎児の障害を理由にした④の「選択的中絶」、また⑤や⑥などの「理由」は、「母体保護法」の適用外であって、少なくとも表向きは、法的に認められていないのである。

①のように、妊娠の継続や出産によって、妊婦の生命や健康を害するリスクが高くなる場合、母体保護という理由から中絶することに、反対する人は少ないであろう。たとえば、過去に脳内出血を起こしたことのある女性は、妊娠や出産時の血圧の上昇によって、再出血を起こす可能性が高いため、ドクターストップがかかることがある。あるいは、妊婦が心臓に持病を抱えていたり、妊娠によって著しく症状の悪化する可能性のある多発性硬化症などの難病にかかっていたりするケースである。

母親の生命と胎児の生命、どちらを優先させるかという選択にあたって、母親を優先させるべきだと主張される際には、「人格」(person)という哲学的概念が使われる。「自己意識」を備えた存在者こそが「人格」、すなわち、生存権の主体と見なされるのであり、胎児には「自己意識」はない。したがって、潜在的な「人格」である胎児よりも、現に人格として生存権をそなえている母親の生命が優先されるべきである、というのである。

②のような場合、レイプの被害者に、「加害者の子どもを産むように」と言うことは酷であろう。しかし、国民の九〇%以上がカトリックであり、中絶が憲法によって厳格に禁止されているアイルランドでは、レイプによる妊娠の場合でも、中絶は認められていない(アイルランドでは、カトリック

の影響が強いため、事実上、人工妊娠中絶は禁止されている。そのために毎年約六〇〇〇人の女性たちが、隣国の英国へ渡って中絶手術を受けている)。一九九二年、友人の父親にレイプされ、妊娠させられてしまった一四歳の少女が、イギリスに行って中絶を受けようとした際、アイルランドの高等裁判所から中絶の中止命令を受けたという出来事が起こった。この事件は世界中の反響を呼び、後に最高裁判所が、この少女の場合に限って、イギリスで中絶を受けることを認めたという。(5)

③の「経済的理由による母体の健康被害」を理由にした中絶を認めている国は、先進国のなかで唯一、日本だけである。他の国々は、金銭的な事情によって、胎児の生命を左右することに抵抗感を抱いている。しかも、日本で行なわれる中絶のうち、この経済条項による中絶は、全中絶件数の九九・九九%を占めているのである。だが、妊娠や分娩によって、そこまで経済的に困窮してしまう家庭というのは、実際にはそれほど多くはないだろう。実は経済条項は、かなり拡大解釈されて用いられており、他の理由で中絶を望む人たちの都合のよい「口実」として使われることが多いのである。たとえば、中高生が軽はずみな考えで妊娠してしまった場合や、プライベートな事情によって「生めない」という場合にも経済条項が用いられる。また、既婚者の三分の一は中絶を経験しており、とても中絶を認められないと思える⑤や⑥のような事情であっても、経済条項で中絶できてしまうのが、日本の現状なのである(これらは著者の友人(既婚者)の話で、いずれも実話である)。

④のように、出生前診断の結果によって、胎児の生命の質(障害)を理由に中絶する場合を、「選択的中絶」という。

QUESTIONにあげた六つの中絶のうち、この④の理由による中絶だけは、他の理由による中絶と意味が違っている。他の理由（表向きは①から③までであるが）による中絶の場合、子どもがどんな子どもであっても中絶がなされる。つまり、胎児の「生命の質」とは無関係に中絶が行なわれるのである（これを「一般的中絶」という）。それに対して、④の場合には、どんな子どもでも中絶するというのではなく、親が子どもの「生命の質」をしっかりと調べて、生まれてよい子とそうではない子とを「選り分ける」のである。そのため、こうした中絶を「選択的人工妊娠中絶」（selective abortion）と呼ぶのであるが、障害や病気をもった胎児を「選択的」にふるい分けることに対しては、現行の「母体保護法」は認めてはいない。だが、実際には、③の経済条項を拡大解釈することによって、障害等をもった胎児の「選択的中絶」は行なわれている。

3 「出生前診断」におけるインフォームド・コンセント

この「選択的中絶」の判断に関わるのが、「出生前診断」という技術である。「出生前診断」にかんしては、現在、国内に法規制は存在していないが、「厚生科学審議会先端医療技術評価部会・出生前診断に関する専門委員会」によって検討され、厚生省（当時）から通達された「母体血清マーカー検査に関する見解」（一九九九年七月二一日）がある。この通達は、さしあたっては、「母体血清マーカー検査」に対して向けられているが、この検査に限らず、出生前診断全般に対してのインフォームド・

コンセントのあり方として、参考にするようにと指示されている。

この「母体血清マーカー検査に関する見解」を例にとって、出生前診断に対するインフォームド・コンセントのあり方をみていくことにしよう。

「母体血清マーカー検査」は「クアトロマーカーテスト」とも言われ、採血のみで胎児のダウン症や脊髄の異常のリスク（確率）を調べるテストである。妊娠中期（一五週頃）に、胎児や胎盤から分泌される三種類のホルモン（絨毛性ゴナドトロピン、エストリオール、インヒビンA）とタンパク（AFP＝アルファ・フェト・プロテイン）の量を測定し、母親の年齢や遺伝的な環境（血縁者のなかに染色体異常をもつ人がいるかなど）など、ダウン症が発生する危険因子（リスク・ファクター）を調べることによって、胎児がダウン症や神経管閉鎖不全などである可能性を計算する。

この検査は、確定診断ができないため、別途、羊水検査などを受ける必要がある。リスクが高いとされた場合でも、胎児が疾患をもっていないケースが大部分であり、他方、リスクが低いとされた場合でも、子どもがダウン症などであるケースがある。こうした検査の性質についての説明と理解がないと、検査結果の解釈をめぐって、妊婦が誤解や不安を感じてしまうことが指摘されている。

出生前診断では、いかなる検査でも、受診前のカウンセリングが推奨されているが、「母体血清マーカー検査」の場合にはとくに、採血のみで検査ができるという「手軽さ」から、妊婦は、結果によっては「重大な」選択をせまられるかもしれないという意識もないままに、検査に臨む可能性が大きいため、丁寧なカウンセリングを行なう必要があるとされている。検査前には、妊婦（および、そのパートナー）に対して、かなり踏み込んだ内容の説明をしなければならない。

①障害をもつ可能性はさまざまであり、生まれる前に原因のあった（先天的な）ものだけでなく、後天的な障害の可能性を忘れてはならないこと。

②障害はその子どもの一側面でしかなく、障害という側面だけから子どもをみることは誤りであること。

③障害の有無やその程度と本人及び家族の幸、不幸は関連がないこと。

また、検査結果の伝え方についても、「理解されやすいように説明する」ために、21トリソミー（ダウン症）である確率は「三〇〇人のうち一人である」とか、「三〇〇人中二九九人は21トリソミーではない」といった表現で説明し、「危険率、陽性/陰性、リスクが高い/低いなどの表現は、胎児の状態が危険であるとか、好ましくないなどと誤解される」恐れがあるため、使ってはならないとされている。

こうしたカウンセリングの内容は、WHO（世界保健機関）のガイドラインに記載されている「出生前診断の前に行なわれるカウンセリング」の内容に適っているだけでなく、より丁寧で行き届いた記述になっている。

イギリスの看護者の間では、カウンセリングの内容と並んで、受診者に伝える情報量が主要な考察対象となっている。たとえば、ヘレン・クラフターやキャシー・ロワンは、情報が少なすぎると、安易に受診してしまった妊婦が結果によっては大きなショックを受けることになるし、逆に検査結果の示す可能性について、多くの情報を伝えすぎると、受診者を必要以上に怯えさせてしまうこともあると指摘している(6)。

4 「選択的中絶」と「ダブル・スタンダード」

QUESTION のなかの妊婦を自分(または、自分のパートナー)に置き換えて、つぎのような場面を想像してみよう。

QUESTION

あなた(あるいは、あなたのパートナー)は、産婦人科で「おめでたですよ」と妊娠を知らされた。喜びと同時に、出生前診断のことを聞いて、「受けた方がよいのだろうか」と気になりだした。

ある有名人夫妻が、何の心構えもなく出生前診断(母体血清マーカー)を受けて、医師から「検査の結果、高い確率で、お子さんはダウン症の可能性があることがわかりました」と言われ、診断を確定させるための羊水検査を受けるかどうか悩んでしまったという話を思い出し、「受けないでいる」という選択肢も考えたいと思っている。だが、友人や親族にそう話すたびに「受けないの？」と聞かれ、診断へのプレッシャーを感じてしまう。「受けないと〔障害をもって生まれてくる〕子どもがかわいそう」と言われたこともある。

自分たち夫婦としては、どんな子どもでもありのままに受け入れたいという思いもある。けれど、もし診断を受けて、「陽性」という結果を告げられたら、きっと悩んでしまうだろう。

看護師の仕事はずっと続けたい。子どもの病気や障害のために、子育てと仕事の両立ができなくなったらどうしようという不安も出てくる。

自分のため、そして子どものために「出生前診断」を受けるべきなのだろうか。そして、診断の結果が「陽性」だった場合、そのまま「生みたい」と思えるだろうか。

a．出生前診断は受けない。どんな子どもでも、生まれてきてくれたら、受けとめるつもりだから。

b．出生前診断は受けたいが、それは胎児の状態を知り、治療するため。たとえ「陽性」であっても産む。どんな子どもでも自分たちの子どもには変わりない。
c．出生前診断を受けて、もし「陽性」であったら、中絶を選択すると思う。正直、育てていける自信がない。

aのように、出生前診断を受けずに、子どもをありのままに受けとめようとする親もいる。学生からも、診断を受けたら、産むか産まないかを選べる状況になってしまうという時点で、「生命の選別」をしていることになるという意見が出てくる。また、「受けたくない」という学生のなかには、「出生前診断を受けて、子どもに障害が見つかったら、きっと何が正解なのかを悩んでしまう。検査前には絶対に産むと決めていた人だって、いざ陽性が出たら揺らぐのではないか」という人もいた。だが、検査自体が普及し、一般的になりつつある現在、「受けないでいる」ことは難しいかもしれない。親族や友人や世間などからの「なぜ受けないのか」というプレッシャーに耐えなければならないからである。」

bを選択するカップルは、そもそも選択的中絶を前提としないで、出生前診断を受ける人たちであろう。出生前診断によって、胎児がダウン症や二分脊椎であることを知りながら、そのまま産むことを決意するカップルも確かにいる。学生から、診断を受けて陽性だと分かったうえで「産みたい」という意見が出てくることも珍しくない。とくに最近、印象に残った学生のコメントはつぎのようなものである。

出生前診断を受けて、陽性だったら、正直、心から喜べる自信はない。不安が大きくなってしまうかもしれない。それでも私は産むと思う。それが自分の運命だと思って受け止めたい。どんな子でも、その子から学べることや、楽しめることが見つかると思うから。

また、診断を受けて、子どもがダウン症である可能性を知ったら、同じダウン症の子どもを育てている親に会い、話してみてから考えたいというように、出生前診断を受けたうえで、慎重に検討したいという人もいる。この場合、障害をもつ子どもが生活しにくい環境であるような場合には、産むことをためらってしまうこともあるかもしれない。これは、後に触れるダブル・スタンダードと関連してくる問題である。

授業でこのQUESTIONを投げかけると、多くの学生たちがcを選ぶ。丁寧なカウンセリングを受けたとしても、「ダウン症である確率」を告げられたら、ほとんどの人は不安になるだろう（そもそも、こうした確率論自体、日本人にはしっくりこないのではないか）。さらに、羊水検査を受け、胎児がダウン症であるという確定診断を告げられたら、ほとんどの人は激しく動揺するのではないだろうか。中絶を希望したくなるというのも、正直な気持ちだろう。出生前診断で、胎児に障害や病気があるという診断（告知）を受けたカップルの中絶率は、世界平均で約四八％、フランスでは五五％を超えるそうである。日本でも新型出生前診断を受けた後、羊水検査によって診断が確定したケースの約八〇％で、人工妊娠中絶が選択されていたことが報道されている（一六〇頁参照）。

胎児の生命の質とは無関係に、中絶を行なう場合とは違って、cの「選択的中絶」では、親が子どもを選ぶことの是非も問題になってくる。障害者団体などからは、つぎのような批判が向けられてきた。

選択的人工妊娠中絶は、障害者差別である。「障害があれば、産まない」ということを前提にして出生前診断を受けることは、現に生きている障害者に対して、「あなたたちは生まれてこないほうがよかった」「生まれるべきじゃなかった」と言っているのと同じことであるというのである（この点については、日本で少なくとも三〇年以上ものあいだ、議論がなされてきた）。

これに対して、「ダブル・スタンダード」と呼ばれる考え方が持ち出されてくる。

健康な子を持ちたいという個人感情は否定できないし、そうした感情は今生きている障害者を生きにくくさせるものではない。だから、障害者の出生を個人的に回避しようとする選択（出生予防?）の一方に、障害者施策の充実という社会全体の選択があれば、それでよいのだ。障害者施策の充実を社会全体として選択していれば、と言うよりそれを積極的に放棄しさえしなければ、障害者の出生を個人的に回避しようとする選択（出生予防?）はなんら問題ではない[(7)]。

「生まれる前の問題と生まれてからの問題は別[(8)]」というこの「ダブル・スタンダード」は、一九九〇年代の日本でも主張されていた。

だが、実際に、ダブル・スタンダードを維持することは可能なのだろうか。たとえば、英国では、二分脊椎症という病気の子どもが二五〇人に一人という高い確率で出生していたために、「出生前診断」の研究が進み、「母体血清マーカーテスト」が開発された（本書第5章を参照）。このテストの受診率は、妊婦の六割にのぼり、その結果、一九六八年にイングランドとウェールズで死産を含めて三七〇二人生まれていた二分脊椎症児は、一九九九年には二六五人に激減したという。[9] しかし、二分脊椎症の子どもが少なくなったために、専門医の数が減り、この病気の子どもを育てている親からは、「このままでは、娘やこれから生まれる子どもたちを診る医師がいなくなる。二分脊椎症の子どもはますます産みにくくなる」という訴えがある。[10]

5　オランダの胎児「安楽死」合法化

胎児が「重度」の障害をもつ場合に限って、「選択的中絶」を認めてもよいのではないかという主張もある。ダウン症のように、染色体のトリソミーのなかでも比較的軽度の先天異常で、苦痛もなく、子どもが一定期間生存できる場合や、血友病のように、根治はできなくても治療法（対処法）の存在する病気の場合には、「選択的中絶」は認められないが、たとえば、小頭症や脊椎破裂などのように、治療法がなく、長期の生存が見込めない胎児の場合には、「選択的中絶」を認めてもよいのではないか、というのである。

一九九九年一一月、すでに成人患者の「安楽死」を合法化しているオランダでは、出生前診断で致死的な障害が見つかった胎児の妊娠後期中絶を合法化する提案が、国会に提出された[11]。オランダでは、日本をふくめた他の先進国同様、出生前診断の普及によって、「重度」の障害をもつ胎児の〝ヤミ中絶〟が急増しているため、オランダ政府は、世界にさきがけて、これに法的な歯止めをかけようとしたのである。しかし、「生命の選別」を法制化することに対し、障害者団体から厳しい批判が向けられている。

一九九九年九月の政府による提案は、オランダ産科婦人科協会の勧告をもとに、主につぎの三つの条件を満たした場合、妊娠二四週以降の後期中絶を容認するという内容である[12]。

①胎児が水頭症、脊椎破裂など治療が困難か、または致死的な障害をもつ。
②両親、あるいは妊婦の自発的意思がある。
③医師が同僚と相談の上で合意。

現行のオランダ刑法では、後期中絶は堕胎罪にあたるが、立法化されれば、中絶を施術した医師は、書類送検後、一定の要件を満たしていれば不起訴となる（これを違法性の阻却という）。一九九九年の時点で、オランダでは、年間約一五〇件の後期中絶が行なわれ、その多くは「自然死」として処理されているという。

この政府提案における最大の焦点は、「致死的な障害とは何か」である。オランダ産科婦人科協会は、ダウン症、HIV感染、筋ジストロフィーなど、新生児が一定期間以上、生存可能な場合は対象外としているが、オランダ・ダウン症患者基金は「ほかの先天的な障害を持つ胎児もなし崩し的に中絶される」と警戒している[13]。

しかし、「産む立場」の女性のあいだには肯定的意見も強いらしく、重度障害児の長男を持つある母親は、「障害を持つ胎児を中絶し、一生罪の意識に苦しむ女性は多い。女性に選択を許す法があれば心理的に救われる」と話しているという[14]。

日本では、「重度」の障害をもつ胎児の中絶は、「経済的理由による母体の健康被害」のもとに広く行なわれており、一九九九年三月二八日、日本母性保護産婦人科医会は、胎児が不治または致死的な病気や障害をもつ場合に中絶を認める「胎児条項」を盛り込む「母体保護法」改正案を発表したが、これに対しては、「生命の選別」や「障害者の差別につながる」などの理由で障害者団体等が強く反対しており、二〇〇〇年三月二六日には、「提言」のなかで「胎児条項」を撤回している。

だが、たとえば、冒頭のQUESTIONの夫婦（のどちらか）が、重度の遺伝性疾患の家系であり、この夫婦が過去に、この遺伝性疾患の子どもを産み、幼くして子どもを亡くしてしまったとしよう。この親に対して、もう一度、同じ病気の子どもをもつ可能性を受け入れることを求めるのは、きわめて酷なことではないだろうか。こうした夫婦が「普通の子」が欲しいという場合、その願いには、子どもの闘病や最後の看取りを経験した人でなければ理解し得ない「切実さ」がある。

こうした「切実さ」と、障害者に対するより一般的な「差別意識」との間には、ある一定の距離があるようにも感じられる。だが、はたして両者のあいだに、明確な線引きをすることは可能なのか。また、「生命の選別」は許されないというのなら、たとえば、聴覚障害をもった人が、自分たちと同じように聴覚のない子どもを選択するといった場合、その「選択」は非難されるのだろうか。もし非難されるとしたら、それはどんな理由によるのだろうか。[15]「普通の子ども」がほしいという、私たちのごく「自然な感情」のなかには、このような解決のつかない難問の数々が、複雑に入り組んでいるのである。

読者のみなさんは、どう思われるだろうか。

(1) この問題を考えるきっかけになったのは、以下のビデオ教材である。『生命倫理を考える――終わりのない8編の物語――』「第4編　普通の子」。
(2) トーマス・シュランメ『はじめての生命倫理』六四頁。
(3) 「新型出生前診断　開始5年で5万8000人が受診」『毎日新聞』二〇一八年八月一七日。
(4) 北村邦夫『ピル』〈集英社新書〉(集英社、二〇〇二年)一七頁。
(5) 石井美智子『人工生殖の法律学――生殖医療の発達と家族法――』一〇四頁以下。
(6) "Ethical issues in maternity care", p.106.
(7) 玉井真理子「出生前診断・選択的中絶をめぐるダブルスタンダードと胎児情報へのアクセス権――市

民団体の主張から――」。玉井氏本人は、この主張に否定的である。
(8) 同右。
(9) 『毎日新聞』二〇〇一年一〇月三〇日付。
(10) 同右。
(11) この提案に先立って、妊娠後期中絶が正当化されるための相当の注意(due care)基準が、一九八八年以来、オランダ産科婦人科学会を中心に議論されてきた。その経緯については、ペーター・タック、甲斐克則編訳『オランダ医事刑法の展開――安楽死・妊娠中絶・臓器移植――』(慶應義塾大学出版会、二〇〇九年)一一七頁以下に詳述されている。
(12) 『読売新聞』一九九九年一一月二四日付。
(13) 同右。
(14) 同右。
(15) シュランメ『はじめての生命倫理』七三頁。

■引用・参照文献

石井美智子『人工生殖の法律学――生殖医療の発達と家族法――』(有斐閣、一九九四年)
市野川容孝編『生命倫理とは何か』(平凡社、二〇〇二年)
NHKスペシャル取材班、野村優夫『出生前診断、受けますか?――納得のいく「決断」のためにできること――』(講談社、二〇一七年)
河合香織『選べなかった命――出生前診断の誤診で生まれた子――』(文藝春秋、二〇一八年)

河合蘭『出生前診断——出産ジャーナリストが見つめた現状と未来——』（朝日新書、二〇一五年）
北村邦夫『ピル』〈集英社新書〉（集英社、二〇〇二年）。
トーマス・シュランメ、村上喜良訳『はじめての生命倫理』（勁草書房、二〇〇四年）
玉井真理子「出生前診断・選択的中絶をめぐるダブルスタンダードと胎児情報へのアクセス権——市民団体の主張から——」『現代文明学研究』第二号（一九九九年）七七－八七頁。
徳永哲也『はじめて学ぶ生命・環境倫理——「生命圏の倫理学」を求めて——』（ナカニシヤ出版、二〇〇三年）
西山深雪『出生前診断』（ちくま新書、二〇一五年）
（ビデオ教材）『生命倫理を考える——終わりのない8編の物語——』（日本語版、全八巻、丸善、一九九五年）「第4編　普通の子」
Helen Crafter and Cathy Rowan, "Ethical issues in maternity care", in Win Tadd (ed.), *Ethical Issues in Nursing and Midwifery Practice : Perspectives from Europe*, MACMILLAN PRESS LTD, London, 1998, pp.103-123.
S. Matthew Liao and Collin O'Neil, *Current Controversies in Bioethics*, Routledge, 2017.

第9章

医療資源の配分

――「究極の選択」――

まずは、つぎのような「究極の選択」と向き合ってみてもらうことにしよう。

QUESTION

あなたの勤務している病院では、慢性腎臓病の患者さんに使用する人工透析器が不足している。病院内の二台の透析器でカバーできる患者数は、最大で一七人。それに対し、透析を必要とする患者さんは七〇人以上もいた。そこで、これらの患者さんのうち、だれが透析を受け、だれが受けないかを決めなければならない。透析を受けられない人は、やがて尿毒症に陥り、長くとも二週間以内には、ほぼ確実に死んでしまう。透析を受ける患者さんを、どのようにして決めればよいのだろうか。

つぎのうち、あなたがいいと思う方法はどれだろうか。

①患者全員に平等にチャンスを与え、くじ引きか、先着順にする。
②シングルの人や身寄りのない高齢者より、家族の多い人（扶養家族の多い人など）を優先する。
③著名な科学者や医師、芸術家など、優れた才能をもつ人を優先する。
④医療費を多く支払ってくれる人を優先する。
⑤余命の短い高齢者よりも、先の長い若者を優先する。

QUESTIONに挙げたケースの原型は、一九六二年、アメリカ・ワシントン州シアトル市の「人工腎臓センター」で実際に起こった出来事である。「医療資源の配分」問題としては、最もよく知られた実例であり、アメリカ人は「配分」問題と聞くと、真っ先にこの出来事を思い出すそうである。

「人工腎臓」、つまり現在の人工透析器は、第二次大戦中にナチスの占領下にあったオランダで、医師のウィレム・コルフによって開発された。当初は、腎不全の患者の容態を一時的に改善することができるだけであった。患者を透析器につなぐ際に、毎回、新しい血管を傷つけなくてはならず、慢性患者が連用することは不可能であったからである。だが、一九五〇年代、アメリカ・ワシントン州シアトル市のスウェーデン病院の医師ベルディング・H・スクリブナーは、世界で初めて、それを慢性患者が長期間連用できるように作り変え（スクリブナー・シャントを発明した）、透析の実用化に成功した。これが今あるような定期的な人工透析の始まりである。この人工透析器自体は、きわめて画期的な発明であり、これが発明される以前は、ベッドで死を待つばかりであった腎不全の患者さんたちが、退院し、社会復帰が可能なまでに快復することができるようになったのである。

しかし、この画期的な発明の成功は、同時に、これまで誰も遭遇したことのない、きわめてシビアな倫理問題を引き起こすことになった。人工透析器は、今でこそ普及しているが、開発当初は非常に高価であり、限られた台数しか設置することができなかったのである。スウェーデン病院内の「人工腎臓センター」には、二台の人工透析器が置かれており、それによってカバーできる患者数は最大で一七人であると判断された。だが、腎不全で死亡する患者数は、当時のアメリカには毎年一〇万人いるといわれ、この途方もない数の患者のなかから、たった一七人を救うことしかできなかったのである。

このとき、スウェーデン病院はどのようにして、透析を受ける患者さんを「選んだ」のだろうか。これを紹介する前に、「医療資源」や「配分」といった言葉や概念について、簡単に説明しておくことにしよう。

1 「医療資源の配分」問題とは

目の前に一〇人のエイズ患者がいるのに、エイズの特効薬は一人分しかない。どの患者に薬を与えればよいのだろうか。こうした医療に対する「無限の期待と有限な資源とがもたらす困惑」を、「医療資源の配分問題」という(1)。

「資源」とは、ある目的のための手段であり、「医療資源」といえば、医療活動を営むために必要とされるモノやサービスなどを指す。たとえば、「医療活動を営むための資金、病院などの施設、医療活動に従事する人びと、診療、治療、看護などの医療サービス、これらのサービスのために用いられる設備・器具・薬品など、さまざまなものが含まれる(2)」。看護者であるあなた自身も、貴重な「医療資源」なのである。

「医療資源の配分」問題が起こるのは、「医療資源<患者数」という場合、つまり、医療資源の数が、患者の数よりも少ないという状況下である。こうした状態を「医療資源の稀少性」という。そもそも医療資源の数が、患者数よりも多いか、患者数と同じであれば、「配分」、すなわち、相手を選んで与える必然性は生じてこないのである。だが、そうはいかないのが現状であり、医療資源はつねに不足している。たとえば、臓器移植を考えてみればいいだろう。移植用の臓器は、おそらく最も「稀少性」の高い医療資源の一つである。

イギリスのある新聞記事によると、この国で心臓疾患によって毎年死亡する一五万人の患者について、ロンドンの国立心臓病院研究員ドナルド・ロングモアは次のように見積もる。一五万人のうち二万二〇〇〇人については手術が望ましく、また三万人の患者は心臓と肺の移植を必要とすると思われるが、臓器提供者になりうる者は年間七〇〇〇人から一万四〇〇〇人でしかない。心臓疾患の四人のうち高々一人ほどしか救えないという状況を直視すれば、われわれがELT［＝高度救命治療］の分配問題に直面していることは明らかである。(3)

とりわけ、国民医療費の増大（アメリカではよりシビアである）や、医療技術の高度化（あるいは高額化）などによって、近年、ますます「医療資源」の「稀少性」や「配分問題」が強く意識されるようになってきた。イギリスでは、ナースの労働時間もまた稀少資源として捉えられており、その「配分問題」が論じられている。(4)

「医療資源」の「配分」自体は、すでに紀元前四世紀頃に、哲学者のプラトンが『国家篇』「第三巻」(5)のなかで論じている（プラトンは慢性病患者の治療に対して消極的である）。だが、医療者は往々にして、こうした問題を直視することを避けがちである。医師なら誰でも知っている「ヒポクラテスの誓い」では、医師はまさに目の前の患者のためだけに働くことを誓っているし、「わが手に託されたる人々の幸のために身を捧げん」（『ナイチンゲール誓詞』）と誓う看護者もまた、目の前の患者のケアに専心する誓いを立てている。こうした立場に立つ限り、医療従事者は、患者の選択という「配分」問題を視野に入れようとしてはいないのである。

2　「医療資源の配分」の二つのレベル

医療資源の配分には、大きく分けて二つのレベルがある。第一のレベルは、われわれの自由に処理できる全資源のうち、どれだけを医療に割り当てるべきかという問題である。つまり、教育、防衛、運輸、文化、社会保障、公共事業、環境保護などに対して、医療の分野にどれだけの資金を割り当てるかという問題である。これを「マクロ配分」(macroallocation)という。「マクロ配分」の問題は、さらに、いま述べた最上位の国民経済上のレベルの問題だけでなく、医療政策上の配分問題、すなわち、医療資源をどのような医療に配分すべきかという問題をも含んでいる。たとえば、病気の予防と患者の治療のどちらを優先すべきか、人工透析と腎臓移植のどちらを優先するか、また、増大する高齢者医療への配分比率といった問題である。

第二のレベルは、臨床のレベルであり、特定の医療サービスをどの患者さんに提供するかという問題である。これを「ミクロ配分」(microallocation)という。たとえば、移植用の臓器や、ICUなどの医療施設が限られているとき、それをどの患者さんに提供するかという問題である。

冒頭のQUESTIONに挙げたのは、この「ミクロ配分」の問題である。本章でも、「ミクロ配分」

の問題を中心に取り上げていくことにしよう。というのも、医療者が臨床の場面でつねに遭遇するのは、このレベルでの配分問題であり、また「ミクロ配分」の問題は、患者の生死に直接かかわる可能性の高い問題だからである。

後に、人工透析器が普及することによって、透析を受ける患者の選抜という「配分」問題が解消したように、「ミクロ配分」と「マクロ配分」の問題は、互いに緊密に関連しあっている。ちなみに、日本では、人工透析器の輸入と同時に、この機器が大量に作られ、全国に普及したため、シアトルのような「配分」問題は生じてこなかったのである。

3 「神様委員会」

冒頭のQUESTIONに挙げたケースに立ち戻って、具体的な「配分」の方法について検討していくことにしよう。

このとき、シアトルのスウェーデン病院は、二つの委員会を作り、患者の選抜を一任することにした。一つは「医学諮問委員会」であり、透析治療に対する患者の医学的適合性を診断する委員会である。この委員会で患者をある程度絞り込み、さらに、つぎの二つ目の委員会に最終的な選抜が委ねられた。これが、物議をかもした「神様委員会」(God Committee)である。「神様委員会」は、主に医療者以外の人びとで構成された七人のボランティアから成っていた。彼らの職業は、それぞれ、弁護士、牧師、銀行員、主婦、公務員、労働者幹部、そして外科医である。この七人が「神の代理人として、人間の運命を決定する」ことになった。もし、あなたがこの委員会のメンバーだったら、どのような選抜をするだろうか。

4　平等主義
——くじ引きが一番——

おそらく読者の多くが、「①平等にくじ引きにする」を選ぶのではないだろうか。全員に平等にチャンスを与えて、あとは偶然にまかせる。あるいは、医学的適合性だけを考えて、それがまったく同じ場合には、無作為抽選、つまり、くじ引きや先着順で患者を選抜する。こうした考え方は、「平等主義」（egalitarianism）といわれる。生命倫理学の世界では、チルドレスやラムジーといった学者たちが支持している立場である。

このランダムな選抜は、全員にチャンスの平等を与えることによって、個人の尊厳を保ち、医師と患者とのあいだの信頼関係を維持でき、また選ばれなかった人の心理的ストレスを軽減するといわれる。(6) 当たり外れは偶然的なものなので、その結果を「運命」として受け入れやすいのではないか、というのである。

ただ、先着順は必ずしも「平等」ではないという意見もある。情報を早く得やすい場所にいる人とそうでない人がいるなど、患者が置かれている条件が必ずしも公平とは限らないからである。したがって、最も受け入れやすい方法は、「くじ引き」ということになるだろう。

だが、「神様委員会」は、あえてこの方法を採らなかった。彼らが採ったのは、「平等主義」ではなく、「功績主義」である。

5 功績主義
――「神を演じる」な――

「功績」とは、各個人の社会的生産性、社会的貢献度のこと、要するに、社会にとって役に立つことである。したがって、功績主義とは、社会にとってより役に立つ人たちに医療を与えようとする立場である。すなわち、患者を「選ぶ」際に、その人の社会的価値（social worth standards）を測ろうとする。測られるのは、過去の功績と将来の貢献度である。各個人がこれまで、どれだけ社会の役に立ってきたか、この先どれくらい貢献できるのかを評価しようというのである。

冒頭のQUESTIONで、「②シングルの人や孤独な高齢者より、家族の多い人を優先する」や「③著名な科学者や医師、芸術家など、優れた才能をもつ人を優先する」を選択する場合が、これにあたる。

では、こうした「生産性」や「貢献度」、役に立つ、立たないを具体的にどうやって測るのか。基準となるのはつぎの二つである。

一つは、「家族のなかでの役割」である。冒頭のQUESTIONで、「②シングルの人や孤独な高齢者より、家族の多い人を優先する」を選択する場合が、これにあたる。一家の大黒柱として家族を養っている人や、多くの子どもを育てている母親などを、養う家族や身寄りのない人よりも優先すれば、社会のマイナスを最小限に食い止められるという発想である。

もう一つが「特殊な貢献」である。「③著名な科学者や医師、芸術家など、優れた才能をもつ人を優先する」が、これにあたる。専門的な才能によって社会に貢献する人たちを、他の一般的な（？）人よりも優先しようというのである。一九九六年の映画で『インデペンデンス・デイ』というのがあったが、その話のなかでは、まさにこの「功績主義」によって、「生き残るべき人間」を選んでいた。しかし、六人の子どもの母親と、子どものいない音楽家のどちらがより高い「社会的有用性」をもつかなどということについて、社会全体の合意を得られるような客観的な基準を設定することは不可能であろう。

当然ながら、この功績主義には深刻な問題点がある。第一に、「人間の生命の価値を、社会的有用性によって測ることは間違っている」という批判であり、第二に、「社会的弱者に圧倒的に不利である」という批判である。

一つ目の批判は、有用性によって、すなわち「役に立つか、立たないか」で、人間の生命の価値を測ることは間違っているという批判である。「役に立つから価値がある」という考え方は、かなり恐い考え方である。裏を返せば、「役に立たなかったら価値がない」「役立たずはいらない」ということになる。するとたとえば、寝たきりの高齢者は、社会の役に立たない、社会にとって「お荷物」だから、その生命には価値がないと言っているのと同じようなことになってしまう。

こうした場合、「神を演じる（play God）」などという批判が向けられる。人間が神のように他人の生死を決定することは許しがたい。そもそも、各個人の価値を測ろうとすること自体、人間の尊厳に反することである。つまり、カントの言葉を借りれば、こうした考え方は、人間を「手段」としてのみ扱って、「目的自体」として尊重しておらず、人間の尊厳を損なうものである、ということになる。

この時点で、おそらく読者のほとんどは、「やっぱり平等主義が一番ではないか」と思ったかも知れない。だが、どのような場合でも「平等主義が一番」で、患者はつねに平等に扱われるべきだと思うあなたには、さらにつぎの問題を考えてみて欲しい。

QUESTION

エイズの特効薬が一人分しかない。その薬が適合するエイズ患者は二人いて、どちらもあなたの担当患者である。患者のうち、ひとりはレイプの加害者である青年、もうひとりはレイプの被害者の少女である。どちらの患者に薬を与えるかは、二人の担当であるあなたに一任された。さて、あなたはどちらの患者に薬をあげればよいと思うだろうか。

① やっぱり「平等主義」。どのような経緯があろうと、患者は患者。重症度のみを考慮して決める。容態によっては、加害者の青年に薬を与えることもある。
② この場合はさすがに、「平等主義」はきつい。被害者の少女に薬をあげる。

読者のほとんどは、少なくとも心情的には、②を選びたくなるのではないだろうか。一方が加害者、他方が被害者であった場合には、責任の有無や、道徳的な要素を加味すべきであり、たとえ加害者の方が重症であったとしても、被害者が優先して医療を受けるべきである。これは「マイナスの功績」を考慮するという一種の功績主義である。

これに対して、①を選んだあなたは、徹底した「平等主義者」である。医療の現場で、患者の責任を問うべきではない。医療を必要とするに至った経緯に責任があろうとなかろうと、患者の重症度に応じて医療を提供するのが医療機関の役割であるというのだろう。

さらにこのケースを「交通事故」の加害者（たとえば飲酒運転のトラック運転手）と被害者（そのトラックにはねられた歩行者）の治療の優先順位を決める場合と比較してみよう。「交通事故」は過失によるものだから、「平等主義」でよい（飲酒は重度の過失かもしれない）が、「犯罪」の場合には、加害者側の悪意を考慮して、「功績主義」が望ましいといえるだろうか。

6　功利主義
――平等より効率――

「平等主義」、「功績主義」を見てきたが、これ以外にも「配分」の方法は、あと二つある。一つは「自由市場主義」であり、もう一つが「功利主義」である。

(1)「自由市場主義」

まずは「自由市場主義」であるが、これは患者の支払能力に応じて医療を配分するという方針である。冒頭のQUESTIONでは、「④医療費を多く支払ってくれる人を優先する」を選ぶ場合がこれにあたるだろう。手塚治虫の漫画『ブラック・ジャック』では、ブラック・ジャックが治療を行なうか否かは、患者やその家族の側の支払い能力にかかっている（一億、二億という法外な治療費を請求する場面がしばしばみられるだろう）。

国民皆保険制度を採っている日本で生活している私たちにとっては、医療費の問題は、あまりピンとこないかも知れない。しかし、日本とは違って、任意保険の国であるアメリカでは、医療費の問題は、きわめてシビアな問題なのである。アメリカには、日本のような公的医療保険制度が二種類しかない。一つは六五歳以上の高齢者と一定の障害者を対象としたメディケアで、もう一つは低所得者を対象としたメディケイドである。このいずれにも該当しない人々の場合、各個人がそれぞれ、保険会社の保険に入ることになる。会社勤めをしている場合は、会社が入っている保険に加入することができるが、会社が掛け金を全額負担してくれるわけではなく、掛け金が払えないために、保険にまったく加入していないアメリカ市民というのはけっして少なくはない。保険に加入していない彼らが医療を受ければ、その治療費は全額患者負担となる。当然ながら、保険に入っていなくて、治療費を払えないがために、病院に行けないということもある。

また、医療費の高騰が切迫した問題となっているアメリカでは、一人の患者さんに高額な医療資源を大量に使いつづけると、他方の患者さんに提供する医療資源が足りなくなってしまうという事態も発生している。このような場合、どのような「配分」をすればよいのだろうか。これは、つぎの「功利主義」に関わってくる問題である。

（2）「功利主義」

つぎのような QUESTION を考えてみよう。

QUESTION

重度の肝臓病の子どもが、あなたの働いている病院に運び込まれてきた。昏睡状態にさしかかっており、このままでは、あと数日の命だと思われる。子どもの生命を救うために残された方法は、肝臓移植しかない。子どもを診察した医師は、子どもを助けるため、すぐに移植のための準備を整えようとした。しかし、病院長は移植に猛反対した。移植にかかる費用が膨大で、貧しい子どもの母親には払えず、その費用を病院側が負担するしかないからである。だが、移植に病院の予算を使ってしまうと、予算で買おうとしていた最新の医療機器（新生児を監視するモニター）が買えなくなってしまう。モニターを購入すれば、突然死してしまう年間一〇人の新生児の生命が確実に救えることになる。一人の子どもの生命と年間一〇人の子どもの生命。限られた予算でどちらの生命を救えばよいのだろうか。(7)

近年、国民医療費の高騰が大きな問題となっている。とくに、医療費の高騰が深刻な問題となっているアメリカでは、医療経済学的研究が盛んであり、医療技術の評価として効果だけではなく、効果を生み出すのに必要な費用も同時に評価する費用効果分析が普及している。一人の患者に高額医療を提供すれば、その他の患者さんに与えるべき治療が行なえなくなる可能性がある。そこで、小さな費用でより大きな効果を上げる医療技術が選択される。より小さい医療費でより大きな効果を社会にもたらそうとする、このような立場を、「功利主義」（utilitarianism）という。

「功利主義」とは、医療資源の有効利用を目的とした配分原理であり、医療経済学の分野では、QALYs《クオーリーズ》という単位を用いて、それぞれの治療法の「効果」が計算される。QALYsとは、「生命の質で調整した生存年数」（Quality Adjusted Life Years＝QALYs）のことであり、患者の治療後の期待される生存年とQOLをともに考慮に入れ、できるだけQALYsの高い医療に資源を配分することによって、医療資源の有効利用を図るために考え出された方法である。

QALYsは、健康な生活を期待できる一年を一、死んでいる状態を〇とし、生存年数にこの〇から一までのQOLを表わす数値（utilityという）をかけて算出される。たとえば、脳梗塞後に片まひがあったり、心臓のペースメーカーを装着した状態は〇・八と考えられ、その状態にある患者さんが一〇年間生存する場合は、一〇年×〇・八＝八QALYsとなる。また、このような患者さん一〇〇人を一〇年間生存させる治療は、全体で八〇〇QALYsの効果を上げる。他方、同じ医療費を使って、健康な患者（つまりutilityは一・〇）一〇〇人を同じく一〇年間生存させる治療は、一〇〇〇QALYsとなる。つまり、より健康な人に医療を与えた方が、同じ費用で多くの効果を得ることができるために「効率的」ということになり、QOLの悪い患者への治療は控えた方がよいということになる。

このQALYsを使った「功利主義」の立場からすれば、ミクロ配分の場面において、具体的にはつぎの二つの格率に従って、配分がなされることになる。①高齢者よりも若者に配分すべき、②QOLのより良い患者に配分すべきであって、QOLの悪い患者に対する治療は望ましくない、ということになる。

本節のQUESTIONの場合、②の点からすれば、重症の子どもの治療は当然、「望ましくない」ことになるだろう。多くの医療資源（医療費や医薬品、人材、時間など）をこの患児に与えても、移植自体が成功する見込みは高くはなく、しかも患児自身、一生、免疫抑制剤による副作用と戦わなくてはならず、少なくともutilityが一・〇になることはないだろう。他方、同じ病院の予算で、新生児用のモニターを購入すれば、年間一〇人の子どもの生命が「確実に」救えることになり、また、これによって助かった子どもたちのＱＯＬは、健康な子どもと変わらないことになる（つまり、utilityは一・〇になる可能性が高いだろう）。

（3）高齢者より若者を優先

冒頭のQUESTION（人工透析器の問題）では、この功利主義の考え方は、選択肢のなかの「⑤余命の短い高齢者よりも、先の長い若者を優先する」を選ぶ場合にあたる。

QALYsでは、ＱＯＬの条件が同じなら、その治療によって、より大きな生存年の期待できる患者に、医療が割り当てられる。すると必然的に、高齢者よりも若い人たちに有利となるだろう。というのも、高齢者は若者に比べて、もとから余命自体が長くはないため（あくまで平均寿命を考慮した場合であるが）、治療が成功したとしても、若者より余命が延びる可能性はあまりないのではないかと思われるからである。すると功利主義のQALYsは、高齢者に不利になってしまう。QALYsは高齢者差別（ageism）であり、不公平なのではないかという批判が出てくる。

こうした批判に対して、M・ロックウッドは「人生イニング公平論法」（Fair Innings Argument）をもって応える。透析を必要とする高齢の患者は、同じニーズをもつ若い患者よりも、その時点までに、すでにはるかに長く生きてきたのである。この場合、高齢者に医療を与えて、若い患者を死に追いやってしまうことは、それまでに生きることのできた生存期間という観点からすると「不公平」である。考慮されるべきなのは、チャンスの平等ではなくて、人生全体の生存期間の平等だ、というのである。

より utility の高い（健康に近い、軽症の）患者さんを優先するにせよ、高齢者よりも若い患者さんを優先するにせよ、医療資源の配分に際して、功利主義では「平等」ではなく「効率」が優先される。だが、「効率」よりは「平等」を重視するべきであるという方が、私たちの道徳的直観にはなじみやすいだろう。

今、目の前にいる患者さんの医療ニーズに対して、じゅうぶんに応えることは、もちろん医療者の使命である。しかし、医療費が高騰を続ける現在、医療者は、直接に接することはないが、社会に存在している他の多くの患者さん（あるいは未来の患者さん）に対しても目配りをする必要にせまられている。一方の患者さんにケアを提供すると、他の患者さんにケアが提供できなくなる。臨床の場面で、こうした「配分」問題に直面したとき、あなたはどうするだろうか。

（1）H・T・エンゲルハート『バイオエシックスの基礎』。
（2）生命倫理教育協議会『テーマ30　生命倫理』。
（3）ニコラス・レッシャー、『バイオエシックスの基礎』二九二頁。
（4）"Nurse time as a scarce health care resource", pp. 207-217.
（5）四〇六D－四〇八B。
（6）Childres, James F., "Who shall live when not all can live?", in Edwards, Rem B. & Graber, Glenn C. (eds.), *Bioethics*.
（7）この話の原型は、つぎのビデオ教材である。『生命倫理を考える――終わりのない8編の物語――』「第5編　究極の選択」。

■引用・参照文献

H・T・エンゲルハート／H・ヨナスほか、加藤尚武・飯田亘之監訳『バイオエシックスの基礎――欧米の「生命倫理」論――』（東海大学出版会、一九八八年）

香川知晶『生命倫理の成立――人体実験・臓器移植・治療停止――』（勁草書房、二〇〇〇年）

坂井昭宏「平等感情と正義――QALYsに基づく医療資源配分――」伊藤勝彦・坂井明宏編『情念の哲学』（東信堂、一九九二年）二四六－二七二頁

生命倫理教育協議会『テーマ30　生命倫理』（教育出版、一九九九年）

（ビデオ教材）『生命倫理を考える――終わりのない8編の物語――』（日本語版、全八巻、丸善、一九九五年）「第5編　究極の選択」

福井次矢・浅井篤・大西基喜編『臨床倫理学入門』（医学書院、二〇〇三年）
李啓充「続　アメリカ医療の光と影　第21・22・23回　神の委員会（2）（3）（4）」『週刊医学界新聞』（http://www.igaku-shoin.co.jp, 二〇〇三年）
Childres, James F., “Who shall live when not all can live?”, in Edwards, Rem B. & Graber, Glenn C.（eds.）,*Bioethics,* Harcourt Brace Jovanovich, 1988
Dickenson, Donna, “Nurse time as a scarce health care resource”, in Geoffrey Hunt（eds.）, *Ethial Issues in Nursing*, Routledge, London, 1994.
Harris, John, “QALYfing the Value of Life”, *Journal of Medical Ethics* 13/3（September 1987）, pp.117–23.
Harris, John, “More and Better Justice”, in Bell, J. M., & Mendus S.（eds.）, *Philosophy and Medical Welfare*, Cambridge Univ. Press, 1988, pp. 75–96.
Lockwood, Michael, “Quality of Life and Resource Allocation”, in Bell, J. M., & Mendus S.（eds.）, *Philosophy and Medical Welfare*, cambridge Univ. Press, 1998, pp. 33–55.

第10章 「宗教上の理由」による治療拒否

――「エホバの証人」が来たらどうする――

新興宗教やカルト教団のなかには、医療者や病院泣かせの宗教があって、特定の医療を拒否することがある。たとえば、男性の医師が女性信者の身体に触れてはならない、身体にメスを入れてはならない、化学療法や放射線療法を受けてはならない、予防接種を受けてはならないなど……。せっかく病院に来ても、治療はおろか、まともに診療することすらできないことがある。本章では、「宗教上の理由」によって信者が死んだというケースとしては、「最大の死者を出してきた(1)」と言われる、輸血を拒否する宗教団体「ものみの塔」(「エホバの証人」として知られている)の話を取り上げてみたい。

つぎのケースに対する対処法を考えながら、話を進めていこう。

QUESTION

あなたが担当している入院患者さんは、白血病と診断された四〇代の男性である。現在のところ、輸血以外に治療方法がなく、輸血をしさえすれば、三年から五年くらいはまず「普通の生活」が送れると思われる。だが、この患者さんは「輸血は絶対に受けない！」と強固に輸血を拒み続けている。聞けば、熱心な「ものみの塔」の信者で、「輸血を受けてしまえば、一番大切な自分の魂を失ってしまう」と信じているのである。「輸血しさえすれば、あと五年は生きられるんですよ！」というあなたや担当医の懸命な説得にもかかわらず、患者さんは「永遠の生命を失うのなら、五年生きても意味はない」と頑として聞き入れてくれない。貧血がかなり進行し、担当医は輸血しなければあと一、二週間の命だと宣告するが、それでも患者さんは、輸血に同意しようとはしない。あなたなら、どう対処するだろうか？

こうした事態は、実際に発生しており、なかには当然、輸血を拒否し続けて死んでしまう人もいる。ある統計によると、アメリカだけで年間およそ一五〇人の信者が、輸血を拒否したために死亡している(2)そうである。これを世界中のエホバ人口の六〇〇万人にかけた場合、年間でおよそ九〇〇人の信者が、輸血拒否によって生命を落としていることになるという。[3] 日本でもすでに一〇〇人以上のエホバ信者が、このようなケースで亡くなっていると言われている。

これだけの数の患者さんが、自分の生命をかけて守ろうとしている〝エホバの教え〟とは、いったいどのようなものなのだろうか。

『アメリカ医師会ジャーナル』には、こう書いてある。

エホバの証人は……つぎのような聖書の章句によって自分たちには輸血が禁じられていると信じています。「ただし、その魂つまりその血を伴う肉を食べてはならない」。(創世記九・三、四)「［あなた］はその血を注ぎ出して塵で覆わねばならない」。(レビ記一七・一三、一四)「淫行と絞め殺されたものと血を避けるよう［に］」。(使徒一五・一九－二一)

これらの章句は医学的な用語を用いて記されてはいませんが、証人たちはこれらの句により、全血、分離赤血球、血漿などの輸血、また白血球や血小板の投与は認められていないと考えています。[4]

「血を避け」なければならないという「聖書の章句」に従って、「エホバの証人」(「ものみの塔」の信者)は、輸血をともなう医療を拒否している。こうした信仰に対して、現在では「信教の自由」が憲法でも保障されているので、それを端からとやかくいうことはできない。だが、このような信仰をもった患者が来院してきた場合、医療現場で深刻なトラブルが発生する可能性が出てくる。冒頭のQUESTIONに立ち返って、これを検討してみよう。

1 対立する価値観は何か

患者の生命を救うために、輸血をしようとする医療者と、みずからの生命を賭けて輸血を拒否する患者。このとき、輸血をしようとする医療者（医師や看護者）と、輸血を拒否する患者との間には、どのような価値観の「対立」があるのだろうか。

まずは、医療者側のＳＯＬと患者のＱＯＬとの対立である。ＳＯＬとは、Sanctity Of Life の頭文字をとったもので、日本語に訳すと「生命の神聖さ」、くだいて言えば「いのちのとうとさ」という意味である。人間にとっては、生命がある、生きているということが最も重要なことであって、死んでしまっては元も子もないというごく当然の信念である。この生命至上主義、ＳＯＬは普遍的な価値観である。すなわち、私たちの誰もが直観的に理解し、共有することのできる考え方である。

この医療者側のＳＯＬに対して、患者が主張するのはＱＯＬである。ＱＯＬとは、Quality Of Life の頭文字をとったものであり、「生命の質」、「生活の質」と訳される。「質」というのは、患者本人にとっての幸福度、満足度という意味である。ガードナーの言葉を借りれば、次のような主張になるだろう。

患者の肉体上の病気がいやされても、その当人が神との関係における霊的生命とみなすものが損なわれるのであればだれの益になろう。それは無意味な生、恐らく死よりも悪いものとさえなる(5)先のＳＯＬが普遍的な価値観であったのに対して、ＱＯＬは個別的な価値観である。すなわち、これは本人自身にしか分からない、あるいは、エホバ信者のあいだでしか共有することのできない特定の信条、特殊な価値観である。

医療者のＳＯＬと患者のＱＯＬ。どちらをとるかという選択は、きわめて難しい。どちらをとっても、もう一方が犠牲になってしまう。

たとえば、医師がＳＯＬを優先させて、「尊い生命」を守るために、患者に強制的に輸血してしまったとしよう。すると、患者のＱＯＬが損なわれてしまう。患者にしてみれば、たった一度の輸血で全てを失うことになる。これまでの信仰生活のすべてが台無しになってしまうのである。かといって、患者のＱＯＬ、信仰生活を尊重し、輸血しなかったとしたら、医師はＳＯＬを守れなくなる。医療者であるのに、目の前の救える生命を救えないというひどい精神的苦痛を被ることになるのである。

また、両者の対立は、医師の救命義務と患者の自己決定権との対立でもある。医師には、当然、患者の生命を救うという職務上の使命がある。だが、医師がどんなに患者を救いたいと思っても、患者は患者で自己決定権、自分の生命や身体にかんする決定権をもっている。自分の生命や身体は自分自身のものであり、それらについての決定権は自分にある。だから決めるのは自分だと言われれば、無理強いすることはできない。

これもまた、やっかいな問題である。医師が自分の救命義務を優先させて、嫌がる患者に無理やり輸血してしまったとする。すると、患者の権利がふみにじられてしまう。かといって、患者の自己決定を尊重して輸血しなければ、医師はみずからの救命義務を果たせなくなる。こうした対立が発生してしまった場合、実際の医療現場では、どう対処している（してきた）のだろうか。わが国で最もよく知られている「エホバ訴訟」の判例を検討しながらみていこう。

2　日本の「エホバ訴訟」

（1）事件の概要

宗教団体「エホバの証人」の女性信者が、肝臓の右葉付近の腫瘍の摘出手術を受ける際、東大医科学研究所付属病院の医師に「手術中いかなる事態になっても輸血をしない」と約束し、免責証書を交付したにもかかわらず、一二〇〇ミリリットルの輸血をされた。宗教的理由で輸血を拒否したのに勝手に輸血され、精神的苦痛を受けたとして、遺族が東大医科研の医師と国に計一二〇〇万円の損害賠償を求めて起訴した。女性は控訴後の昨年八月に六八歳で死亡している。(6)

エホバの女性信者Aは、三〇年来の「エホバの証人」であって、宗教上の理由から、いかなる場合にも輸血は受けないという固い意思をもっていた。Aは、悪性の肝臓血管腫と診断された一九九二年六月、同じ信者であった医師から、「無輸血手術をする病院」として東京大学医科学研究所付属病院(東大医科研)を紹介された。Aと家族は、東大医科研の医師に輸血拒否の意思を明確に伝え、免責証書を手渡した。しかし、医科研側は、「絶対に輸血しない」という方針(絶対無輸血)ではなく、輸血拒否の意思をできるかぎり尊重するが、輸血以外に救命手段がない事態におちいった場合には、「患者及びその家族の諾否にかかわらず輸血する」という方針(相対的無輸血)を採っていた。一九九二年九月一六日、患者Aは輸血されないと信じて手術室に入ったが、医師は輸血の準備をした上で手術を行ない、手術中、出血性のショック状態におちいったことを理由に、本人にも家族にも相談することなく、一二〇〇ミリリットルの輸血をした。

術後、医師たちは彼女の「ためにならないと考えて」輸血の事実を告げなかったが、週刊誌の記者が輸血の事実を聞きつけて取材に入ったりしたため、約二か月後に本人に輸血したことを告げた。Aは(患者死亡後はその家族が)、「輸血をしない」という約束に反して輸血されたとして、一九九三年六月、東大医科研の医師と国を相手に、計一二〇〇万円の損害賠償を求めて提訴した。当時余命一年とみられていた彼女は、手術後約五年経った一九九七年八月に死亡した。

第一審の東京地裁は、一九九七年三月一二日、「救命義務に反する合意は公序良俗に反していて無効であり輸血の可能性を明言しなくても違法でない」として、患者側の請求を斥ける判決を言い渡した。輸血以外に救命する方法がない場合に、輸血をしないという約束（救命義務に反する合意）は、「公序良俗」違反であり、この合意に反しても医師側に責任は生じないというのである。「公序良俗」とは、民法九〇条にある「公の秩序と善良の風俗」の略であり、公共の秩序と普遍的な道徳という意味である。輸血をしなければ死んでしまうという状況下で、輸血せずに死なせるという約束は、「公序良俗」、公共の秩序と普遍的な道徳に反することであり、「無効」である（守る必要のない約束である）というのである。

この一審（地裁）判決は、「救命のためという口実さえあれば、医師の判断を優先させることで、患者の自己決定権を否定する」（高裁判決）ことにもなり、専門家の間では「インフォームド・コンセントの考え方を大きく後退させる」との批判があった。(7)

（2）「エホバの証人」最高裁判決

一九九八年二月九日、控訴審の東京高裁は、原告（患者）の逆転勝訴とし、医師側の説明義務違反によって、患者が自己決定権を行使する機会を奪われたとして、計五五万円（慰謝料五〇万円、弁護士費用五万円）の損害賠償を命じた。(8)

その上告審である最高裁判決もまた、高裁判決を維持し、「医療の主体として無輸血治療を選択した患者の自己決定権を侵害した上に、患者に事前説明をせずに術中に輸血をしてしまった医師は患者の人格権を侵害したもの」として、医師側の上告を棄却した。(9) 両判決が依拠しているのは、説明義務違反である。最高裁判決を詳しく検討してみよう。やや長くなるが、きわめて重要な箇所なので引用することにする。

患者が輸血を受けることは自己の宗教上の信念に反するとして、輸血を伴う医療行為を拒否するとの明確な意思を有している場合、このような意思決定をする権利は、人格権の一内容として尊重されなければならない。そして、宗教上の信念からいかなる場合にも輸血を受けることは拒否するとの固い意思を有しており、輸血を伴わない手術を受けることができると期待して医科研に入院したことを知っていたなど本件の事実関係の下では、手術の際に輸血以外には救命手段がない事態が生ずる可能性を否定し難いと判断した場合には、患者に対し、医科研としてはそのような事態に至ったときには輸血するとの方針を採っていることを説明して、医科研への入院を継続した上、医師の下で本件手術を受けるか否かを患者自身の意思決定にゆだねるべきであったと解するのが相当である。(10)

しかし医師側は、入院から手術に至るまでの約一か月間、患者の輸血拒否の意思を知りながら、輸血拒否の意思をできるだけ尊重するが、輸血以外に救命手段がない事態におちいった場合には、「患者及びその家族の諾否にかかわらず輸血する」という（相対的無輸血）方針を明確に説明することを怠り、「輸血を伴う可能性のあった本件手術を受けるか否かについて意思決定をする権利を奪ったものといわざるを得ず、この点において同人の人格権を侵害したものとして、同人がこれによって被った精神的苦痛を慰謝すべき責任を負うものというべきである。……これと同旨の原審の判断は、是認することができ、原判決に所論の違法があるとはいえない[11]」として、裁判官全員一致の判断として医師らの上告を棄却した。

最高裁が、患者の自己決定権を人格権として認め、その機会を奪ったことを「不法行為にあたると判示したことは画期的なことである。そこからは、医師のパターナリズムと、わが国における「あうんの呼吸」的対応からの法的な決別宣言を読み取ることも可能であり、今後のわが国における医療のあり方を考えるうえでも、本判決の重要性は、どんなに強調しても強調しすぎることがない[12]」。

(3) 最高裁判決の意味するもの

最高裁の判決からまず読み取れることは、輸血以外に治療方法がないときには輸血を行なうという方針を採っている場合には、医療者は、そのことを患者にきちんと伝えなければならないということである。医科研の医師は、輸血を拒否するという患者の固い意思を知りながら、輸血の準備をして手術に臨んだのである。輸血する可能性があるのなら、そのことを事前に患者に説明し、患者が手術を受けるかどうかを決める権利、自己決定権を行使する機会を与えるべきだったろう。

QUESTION

では、十分な説明を行なったにもかかわらず、患者が輸血を拒否した場合、医療者はどう対応したらよいのだろうか。

①輸血を強行する。
②輸血をせずにそれ以外の治療を行なう。
③輸血なしの治療はどうしてもできないと患者に伝える。

①の対応を、最高裁判決が許してはいないことは明らかだろう。その意味では、輸血拒否権は「すでに実体的な権利を伴うものであることがわかる」(13)。

すると、②の選択をした際、患者が死亡したとしても、医師に何らかの法的責任が生じることはないと思われる。最高裁みずからが、説明義務(説明を受けた上での患者の自己決定の内容を尊重する)を果たし、患者の決定にしたがって手術などの治療を行なうことを判示している以上、それを遵守した結果について、刑事責任または民事責任を問われるとは考えにくい。できれば、患者の自己決定を尊重して②の選択をした医師には、法的責任は問われないことを、明示してもらいたかったと思う。

とはいっても、最高裁の判決によって、医師に輸血なしの手術を行なう〝義務〟が課されるわけではない。③の選択肢も可能である。だが、輸血しなくては手術できないと、手術を断った医師に対しては、「自分が断るだけでは解決にならない、あるいは、少なくともみずからの抱えたディレンマを他に転嫁するだけだ」[14]という批判が向けられる可能性がある。

残された課題は、まだある。宗教的信念以外の理由で患者が自己決定する場合にも、「意思決定をする権利は、人格権の一内容として尊重されなければならない」という考え方が妥当であるのかどうか。[15]医療にかんする自己決定が「ものみの塔」の信者の場合にだけ認められるとは考えにくいだろう。十分な説明を行なったにもかかわらず、患者に医療への同意を拒否された場合には、医師がそれを強行できないのは、相手がエホバの証人であろうとなかろうと、当然のことである。

3 「エホバ問題」対処法

こうした「エホバ問題」への「対処法」を、これまでさまざまな学生たちに考えてもらってきた。なかでも最も多くみられたのは、「エホバの証人の専門病院をつくる」というアイディアだった。みずからがエホバの証人であるか、「ものみの塔」の教えにじゅうぶん理解のある医師や看護者が勤務している病院をつくればいいのではないか。お互い同じ信条をもった者同士であれば、輸血を拒否する気持ちも理解しあえるし、たとえ輸血拒否で患者が亡くなったとしても、医療者側が精神的苦痛を感じることは少ないのではないか。

だが、著者には少し不安が残る。心の片すみでちょっとでも輸血して欲しいと思っているエホバの患者さんは、信者である医師の手前、遠慮して本心を言い出せなくなってしまうのではないだろうか。また、「病院の前に立て看板をつくる」。これも多かった。患者が治療拒否をするなら、病院側だって治療を拒否できるのではないか。病院の前に、立て看板でも掲げておき、「うちは必要とあれば、輸血を行なう方針の病院である。したがって、輸血が嫌なら、うちに来てくれるな」と明言しておけばいい。あるいは、「うちではどうしても輸血なしでの治療はできません」と患者に転院を勧めればよい。たとえば、国立循環器病センター倫理委員会では、度重なる説得にもかかわらず患者が輸血を拒否した場合には、医師は医療行為そのものを断ってもよいとされている。

たしかに、これは対処法としては最も有効であり、徹底しているだろう。そもそも輸血を拒否する信者が来院しなければ、こうしたトラブル自体が発生することはあり得ないからである。だが、患者は医療自体を拒否していないのに、輸血拒否を理由に治療そのものを断ることは許されないと考える人もいるだろう。

さらに、理工学部の学生のなかには、「誰のものでもない人造（人工）血液をつくる」という名案もあった。人工的に作られたものなら、誰の魂も入っていないから輸血してもいいのではないか。あるいは、血液の代替となるものを科学の力で生み出すという意見もみられた（そう言えば、戦時中などは、輸血用の血液が足りないときに生理食塩水を代用したりしていた[16]）。

最も現実的なのは、「意思表示カード」の携帯であろう。ドナーカードのように、輸血拒否の意思と医師に対する免責を明示するカードを常に携帯してもらい、救急時には、「ものみの塔」の信仰に理解のある病院や医師のところに運んでくれるよう明記しておいてもらう。実際に、「エホバの証人」は、緊急時に備えて「医療上の事前の指示兼免責証書」を携帯している。ただし、救急時には機能しにくいこともあるだろう。患者に転院の機会を与えたり、患者の自己決定を確保するための説明をする時間的余裕のない場合が考えられるからである。あなたは、どのような「対処法」を考えられるだろうか。

4　代理同意
——親が子どもの輸血を拒否したらどうするか——

これまでは、輸血しない場合のリスクをじゅうぶんに理解し、その上でみずから輸血を拒否する「成人」のエホバの証人のケースであった。だが、これとは別に検討すべきケースがある。「信者」である患者が未成年（子ども、幼児）の場合、その親による「代理同意」は有効かという問題である。輸血拒否について、親の代理決定は認められるだろうか。日本で起こったあるケースをもとにして、考えてみよう。

QUESTION

ダンプカーにひかれた一〇歳の少年が、あなたの病院に搬送されてきた。両足の骨を折る一か月の重傷であったが、生命に別状はなく、すぐに輸血をして手術すれば助かることはほぼ確実である。しかし、病院にかけつけた少年の両親は「エホバの証人」で、「たとえ息子が死に至ることがあっても聖書の教えにそむいて輸血を受けることはできない。輸血なしで万全の治療をして欲しい」という決意書を出して輸血を拒否した。(17) 医師は血圧低下の防止措置をとりながら、何とかして輸血を受け入れてもらうように必死に説得を続け、少年も「死にたくない。生きたい」と父親に訴えていた。医師は「あなたからも両親を説得してほしい」と言ってきた。あなたは少年の両親に何と言って説得するだろうか。

QUESTION のもとになっているのは、一九八五年に起きた「川崎事件」（聖マリアンナ医科大学事件）である。一九八五年六月六日、川崎市内の県道交差点で、ダンプカーに両足をひかれた一〇歳の鈴木大ちゃんは、救急車で聖マリアンナ医大に運ばれたが、「エホバの証人」の両親が輸血をかたくなに拒否した。医師は少年に対して、「大ちゃん、生きたいだろう。輸血してもらうようにお父さんに言いなさい」と呼びかけ、少年も父親に「死にたくない。生きたい」と訴えた。しかし、父親は「聖書にあるように復活を信じている」と輸血を拒否し続けた。病院側は警察署に「両親を説得して欲しい」と連絡し、警察官とともに説得にあたったが、両親の意向は変わらず、少年はその日の夜（事故から約四時間後）に亡くなってしまったのである。この事件は、「親の信仰のために子どもを犠牲にしてよいのか」と、社会全体を巻き込む論争を巻き起こした。

このようなケースで、医療者側の採り得る対応として考えられるのは、つぎの三つだろう。

①親の意向にしたがって、少年に輸血をしない。
②親の意向を無視して、少年に輸血をする。
③親の親権停止を申請し、国や州（裁判所）の許可を得た上で輸血を行なう。

この事件で、聖マリアンナ病院が採ったのは、①の選択肢であったが、これに対しては、「子ども自身が「生きたい」と訴えていた以上、何とか子どもの生命を救うための措置を採れなかったのか」と、各方面から厳しい批判が寄せられた。

しかし、②の選択肢を採った場合、医師が親から訴えられ、慰謝料を支払わなくてはならない可能性がある。わが国では、医師が親の同意を得ずに、子どもの治療を強行した場合、不法行為による損害賠償責任を認めた判例があるからである。こうした事情を考慮すれば、病院側が親の同意を得ようとしたのは当然であるとも思われる[18]。

だが、これに対しては、「患者の不利益になる代理同意は認められない」という考え方がある。たとえば、手術などの医療行為の同意書に、親が未成年である患者に代わってサインすることには問題はない。しかし、輸血拒否や安楽死など、患者自身の生命や身体にとって不利益となる決定にかんしては、親による代理同意は認められない。

親や家族の意向によって、未成年の患者が必要な治療を受けられない場合、アメリカやカナダでは、③のように、パレンス・パトリエ（parens patriae＝親としての国）としての州が一時的に保護措置を取り、親権を親から州に移して治療を受けさせなければならない決まりになっている。

アメリカ法においては、一般に子どもの医療については原則として親が決定するといわれるが、それは大きな例外がある。すなわち、前記の事例が示すように、親の決定によって子どもの生命が危機に瀕する場合には、州が介入する。これは親の決定が宗教的な理由に基づくか否かに関わらない。この場合、州は子どもの生命・安全・福祉を保護するために、ラテン語でパレンス・パトリエとよばれる資格で行動する[19]。

少なくとも、子ども本人が「生きたい」という意思表示をしている場合には、「患者の最善の利益」という原則にしたがって、両親の意向を無視して輸血することが妥当であると思われる。

事件の二日後、聖マリアンナ医大は「説得に最大の努力はするが、最終的には宗教よりも患者の命を優先させる」と、「今度は輸血する」という指針を表明した。

東京都立病産院倫理委員会でも、「本来親と別個の主体である子どもの生命に危険が及ぶ場合においてまで親の代理権が認められると考えることは妥当でない。したがって、子どもの生命に危険が差し迫った場合においては、子どもの生命を守るため、輸血を行なうこともやむをえない」としている。

だが、輸血以外の医療についてはどうなのか。医師が親の反対を押し切って最良と考える医療を強行できるのか。この点については、まだ課題が残されている。

5　加害者の「罪」は

――過失傷害か過失致死か――

この事件からおよそ二年半後の一九八八年三月、輸血を拒否した大ちゃんの両親も、輸血をしなかった医師も罪に問われず、大ちゃんをひいたダンプカーの運転手だけが、「業務上過失致死罪」を申し渡されたというニュースが報道された。

これを聞いて、「おやっ?」と思った読者もいるかもしれない。そう、この事件で問題にすべきことはもう一つある。直接の死因がダンプにはねられたことであれば、ダンプの運転手が「過失致死罪」になるのは当然であるが、もし、けが自体は生命に別状はなく、輸血をしなかったことが死を招いたのであるなら、運転手は「致死罪」より軽い罪になるのではないか。この点について、アメリカの判例をみてみよう。

QUESTION

一九九八年三月七日、酔っ払い運転をしていたキース・クックが、その前に起きた追突事故のために、警察官や子どもたちとともに道端に立っていた、エホバの証人であるラッセル氏のところに突っ込んだ。ラッセルさんは重傷を負って、救急センターに運ばれたが、意識があるうちに、「輸血をしないで！」という言葉をくり返し、意識もうろうとしてきたときにも、「必死で起き上がり静脈注射の管を引き抜こうとした」。その後、出血性ショックで死亡した。[20]

このような場合、加害者であるキース・クックは、殺人罪に問われるのか。それともラッセル氏の死は、彼女の輸血拒否によりもたらされたもので、クックはより刑の軽い罪に問われるのだろうか。

加害者キースの弁護人は、「宗教的な理由で輸血を拒否して死ぬのは確かにその人の自由かもしれない。しかしその結果によって他人が責任を負わなければならなくなるのなら、それは別問題だ」と語っていたそうである。[21] 治療にあたった医師たちは、死亡したラッセル氏は、まだ意識のあるうちに、輸血をしなければ確実に死ぬという事実を理解しており、そのうえで「私の行く時がきた、私を行かせて下さい」と言っていたと証言し、彼女がみずから死を選択していた可能性を示唆していたそうである。[22]

他方で検察側は、加害者キースがすでに飲酒運転の前歴をもち、「当日も友人の制止を振り切って運転していたことから、殺意を持った殺人罪を適用すべきである」と主張した。[23]

一九九八年一二月一五日に出されたカリフォルニア州ポモナの裁判所の判決によると、キースは、通常、飲酒運転で人を死なせた場合に適用されることになっている殺人罪ではなく、より刑が軽く、普通の交通事故死に適用される過失致死の罪が下されたそうである。[24] つまり、キースには、「ラッセルさんを含む四人［ラッセルさん、二人の子ども、警官］を傷つけた罪はあるが、ラッセルさんの死そのものには責任はないという判断」であったそうである。[25]

このように、「エホバの証人」による輸血拒否は、本人の「信教の自由」という問題だけではなく、加害者の罪の問題にもかかわってくる。患者や患者の親による輸血拒否のために、加害者の罪が過失傷害から過失致死になることがあったりしたら問題であろう。

さらに、未成年の患者が「自分の意志」によって輸血を拒否したときには、どう対応すればよいのか。患者が未成年であっても、本人が「生きたい」と訴えている場合には、先ほどのように、「患者の最善の利益」という原則にしたがって、両親の意向を無視して輸血することが妥当であると思われるが、たとえば、一二、三歳くらいの少年/少女が、「教え」を守ろうとしてみずから輸血を拒否している場合、患者が未成年であるという理由で、強制的に輸血してよいのだろうか。

そのほかに、生命保険や、医療保険の負担の問題など、「エホバの証人」による輸血拒否は、数々の社会問題を引き起こす可能性をもっている。「輸血は受けたくない」という患者さんに、臨床の場面で、あなたはどのように向き合っていくのだろうか。

（1）YAHOO!GeoCities http://www.geocities.com/Athens/Agora/2105/index.htm
（2）同右。
（3）同右。
（4）「エホバの証人——外科的、倫理的挑戦——」『アメリカ医師会ジャーナル』一九八一年一一月二七日号、第二四六巻第二一号、二四七一、二四七二頁。
（5）Gardner B., Bivona J., Alfonso A., et al, *Major surgery in Jehovah's Witness*, NY State J Med, 1976; 76: pp.765-766.
（6）『毎日新聞』一九九八年二月九日付。
（7）『朝日新聞』一九九八年二月一〇日付。
（8）『判例時報』一六二九号、三四頁。
（9）同右、三六-四二頁を参照。
（10）同右。

(11) 同右。
(12) 樋口範雄「「エホバの証人」最高裁判決」『法学教室』四三頁。
(13) 同右、四三頁。
(14) 同右。
(15) 同右を参照。
(16) 最近では、マサチューセッツ州のバイオピュア社が、ウシのヘモグロビンから作られた代用血液（ヘモピュア）を開発し、それを「エホバの証人」である患者に使用したところ、瀕死の患者の生命を救えたというニュースが流れた。この案は現実のものとなりつつある。
(17)『毎日新聞』一九八五年六月七日付夕刊。
(18) 樋口範雄『親子と法——日米比較の試み——』一五三頁を参照。
(19) 同右、一六三－一六四頁。
(20)「エホバの証人の輸血拒否による死で、加害者は殺人罪に問われるか——カリフォルニア州の判決——」。
(21) 同右。
(22) 同右。
(23) 同右。
(24) 同右。
(25) 同右。

■引用・参照文献

「エホバの証人の輸血拒否による死で、加害者は殺人罪に問われるか――カリフォルニア州の判決――」（一九九八年一二月二五日、http://www.jwic.com）
『判例時報』一六二九号（判例時報社、一九九八年）
樋口範雄『親子と法――日米比較の試み――』（弘文堂、一九八八年）
樋口範雄「「エホバの証人」最高裁判決」『法学教室』第二三九号（二〇〇〇年八月）四一－四四頁。
星野一正「最高裁、患者の自己決定権を尊重――エホバの証人輸血事件で患者勝訴――」『時の法令』第一六一四号（二〇〇〇年三月三〇日）六六－七五頁。

第11章

患者さんに「がん」と伝えてよいか

――インフォームド・コンセントの考え方と限度――

「病名告知」の問題を取り上げるとき、学生たちにいつも考えてもらうのは、つぎのようなQUESTION（「がん告知訴訟」）である。

QUESTION

あなたはN大学病院の外来で働くナースである。あるとき五〇歳の女性が、上腹部に痛みを感じて来院した。検査の結果、担当医は胆のうがんを強く疑ったが、初診の患者に「がん」と伝えることをためらい、とりあえず入院させてから家族に告知するつもりで、患者に「重度の胆石症で、いますぐ入院が必要です」と入院をつよく勧めた。ところが、この女性患者は他院のナースであり、医学的知識もあったことから、「胆石なら大丈夫」と考え、電話で入院予約を一方的に取り消してしまった。これまでの診断結果では、この患者は進行性の胆のうがんであり、早急に治療を開始する必要がある。このような場合、医療者はどうしたらよいのだろうか。

1 「がん告知訴訟」

QUESTIONの原型となったのは、「がん告知訴訟」として、よく知られているケースである。一九八三年三月二日、他院でナースをしていた女性が、上腹部、季肋部に痛みを感じて、名古屋第二赤十字病院で受診した。検査の結果、担当医師は「胆のうがん」をつよく疑ったが、初診の患者にいきなり「がん」と伝えることをためらい、「重度の胆石症」で入院と手術が必要と伝えた。しかし、患者は、月末にシンガポール旅行を控えていたため、入院を拒み、帰国後に入院すると担当医に約束し、旅行に出かけてしまった。だが、帰国後、患者は医師に相談しないまま入院延期を通知し、痛みもないため病院と連絡を取ることもなかった（担当医の側も患者や家族に連絡を取ることもなかった）。その後、女性患者は、六月に勤務先で倒れ、別の病院へ入院して手術を受けたが、手遅れのため半年後に死亡した。

患者の死後、遺族（夫ら一家四人）が、「先生がその場で告知してくれていたら、手遅れにならなかったのに」と、名古屋第二赤十字病院を相手取り、計四八五〇万円の損害賠償を求めて提訴した。医師がその場で、ひと言「がんの可能性がある」と伝えてくれていたら、本人もシンガポール旅行に行かずに入院していたかもしれない。あるいは、本人ではなく、せめて家族に病名を伝えてくれていたら、旅行には行かせなかったのに、というのである。

担当医は、患者に「がん告知」をするべきであったのか。あなたが担当医であったなら、どうしただろうか。

2 インフォームド・コンセントと「がん告知」

いわゆる「がん告知」は、「インフォームド・コンセント」（informed consent）の最もやっかいな問題の一つである。「インフォームド・コンセント」とは、「説明と同意」、「十分な説明を受けた上での同意」などと訳され、有り体に表現すれば、診療の場面で、医療者が患者の病気や病状、治療法などについての十分な説明を行ない、それに患者が明確に同意を示して初めて、治療を行なうことができるという考え方を指している（もちろん、医学研究の場面における、被験者に対するインフォームド・コンセントもあるが、この場合は、本章では扱わないことにする。医学研究の際のインフォームド・コンセントについては、本書第3章を参照されたい）。

インフォームド・コンセントは、患者の「自己決定権」を尊重するために、不可欠な手続きである。患者は、医療を受けるかどうか、またその内容についても選択・決定する権利をもっている。この患者の「自己決定権」、ひとが「自分の人生のあり方を決める権利」は、憲法第一三条で保障されている「基本的人権」の一部である。そのため医師は、患者の権利を尊重し、患者が的確な判断を下せるように、医療の内容について十分に説明する義務（説明義務）を負う。この説明義務に違反した場合には、患者の権利を侵害したとして、医師は、刑事責任および民事責任（不法行為責任としての損害賠償責任）を追及されることになる。

また、医師の説明義務は、医師法二三条でも法的義務として述べられている。「医師は診察をしたときには、本人またはその保護者に対し、療養の方法その他保健の向上に必要な事項の指導をしなければならない」。この「保健指導義務」に医療の内容についての「説明義務」も含まれると解釈し、医師がこの説明を怠ったために損害が発生したという場合には、やはり民事責任が追及されることになる。実際に、冒頭のQUESTIONにあげた「がん告知訴訟」では、この医師法二三条を根拠に、原告（患者）側が「がん」と伝えなかった医師の「説明義務」違反を主張している。

だが、病気や病状にかんする「説明」（情報開示）が、患者に悪影響を与える可能性が高いと思われる場合であっても、患者の「自己決定」や「知る権利」を尊重して「真実」を伝えるべきなのだろうか。たとえば、くも膜下出血の患者に対して、手術についてのリスクを「正確に」伝えようとすると、患者につよい恐怖心や緊張、不安感を引き起こし、再出血を起こす可能性が高くなってしまう。こうした場合であっても、インフォームド・コンセントの原則を遵守して、患者にリスクについての「説明」を行なうべきなのか。

また、予後の悪い末期の「がん」などの場合、その事実を伝えることによって、患者が精神的な苦痛（ショック）を受け、生きる気力を失ってしまったり、予後をいっそう悪くしてしまうことは、実際にある（ときには、余命が短縮されてしまうことさえある）。さらには、告知後に患者が自殺してしまったというケースも起こっている（ピストル自殺した作家のヘミングウェイなどもそうだろう）。

そのような場合、「患者のため」に、病名やリスクを偽って、治療の同意を求めることは許されるのだろうか。「患者のため」に、情報の制限をしようとする場合、これを医療における「パターナリズム」（paternalism）と呼んでいる。「パターナリズム」とは、「父権主義」「保護的温情主義」などと訳されるが、平たく言えば「父親主義」、「父親のようにふるまうこと」である。医療における「パターナリズム」とは、医療者が患者に対して父親のようにふるまうことを指す。すなわち、医療者が「患者のために」行なう干渉行為、あるいは、そうした考え方のことであり、具体的には、「患者のために」患者の決定や行動、情報の自由を制限することである。たとえば、宗教上の理由から輸血を拒否する患者さんに強制的に輸血してしまったり（本書第10章参照）、アルコール中毒の患者さんに飲酒を禁じたりすることであり、「患者のために」正確な病状や治療上のリスクを伝えないことは、情報の自由におけるパターナリズムにあたる。このような医療者のパターナリスティックな介入（態度）

は、患者の「自己決定」の機会を奪い、患者個人の自律を侵害する、すなわち、患者を判断能力のない子どものように扱うことであるとして、批判の対象となってきている。

しかし、末期がんに代表されるように、治癒の見込みの少ない予後不良の疾患の場合、あるいは、くも膜下出血の手術のように、リスクの「説明」が患者の病状に悪影響を与える可能性が高い場合に限って、患者に対してパターナリスティックな「配慮」をしてもよいのだろうか。つまり、医師は患者に真実を伝えることを控えてもよいのだろうか。

冒頭のQUESTIONは、この医療者のパターナリズムが予想外の結果を引き起こしてしまったケースである。このケースに立ち戻って、判例を検討してみよう。

3 「告知」は医師の裁量

一九八九年五月二九日、一審の名古屋地裁は「医師には病名などの説明義務があるが、説明するかどうかは、病状の内容、程度に応じて判断するのが相当で、［告知は］医師の裁量の範囲内にある。特に、不治難治疾患については、患者に与える精神的打撃を配慮する慎重さが望まれる」として、家族の訴え（原告の主張）を全面的に退け、請求を棄却した。[1]

地裁で争われたのは、つぎの三点である。

①医師が胆のうがんを「胆石」と偽ったのは、「説明義務」違反か。
②患者本人に病名を伝えなかったのであれば、せめて家族に説明すべきではなかったか。
③患者が入院予約を取り消した時点で、医師側は何らかの措置を講じる必要があったのではないか。

以下、判例とつきあわせながら、それぞれを検討していこう。

①医師の「説明義務」違反か

原告（患者の遺族）側が、医師法二三条（前述）を根拠に、「医師が胆のうがんを胆石と偽ったのは、説明義務違反」と主張したのに対して、被告（医師）側は、治癒率の悪い進行性の胆のうがんは、告知しないのが一般的であると反論した。(2)

これについて判決は、治癒率の低い胆のうがんを、患者に対して告知することは「医学界の一般的見解とは言え」ず、「胆のうがんの疑い」の段階で、医師に説明義務はなく、「医師が精密検査を行なうための入院を説得するために、手術が必要な重症の胆石症と説明したのは、不相当といえない」との判断を示した。(3)

この事件の起こった一九八三年当時、日本では、「がん」は告知しないのが一般的であり、この医師もそれに従ったまでである。しかも「胆のうがん」は治癒率が低く、とても初診の患者に対して伝えられることではない、というのが地裁の判断である。だが、現在では、さすがに「がん」であるというだけで、患者に真実を伝えないことが正当化されるとは思われない（初診のため、患者の性格等が分からず、信頼関係も出来ていなかったという点は、理解できるが）。また、「がんの疑い」の段階で、医師に説明義務はないとされているが、もしこの患者が真実（「がんの疑い」があること）を伝えられていたら、その後の人生のありようは、かなり違ったものになっていたのではないか。少なくとも、入院予約をキャンセルしてシンガポール旅行に行くことはなかったろう。

②家族への説明は必要だったか

患者本人に「がんの疑い」を伝えることがためらわれたのならば、家族に説明してほしかったという点については、判決は「医師は患者の家庭環境、家族構成などについて知識がなく、入院させてから説明する予定だったことは相当と認められる」と述べている(4)。

日本では、がん（とくに末期がん）の場合、本人に病状の説明をせず、家族に告知するというのが、今なお一般的である。だが、初診で、家族状況（家族の協力が得られるかどうか等）がまったく分からない段階では、説明に適した人物を選ぶことは、たしかに難しいだろう（非協力的な家族というのもいる）。このとき医師としては、患者から入院の同意を得ていたので、とりあえず患者を入院させてから、説明するにふさわしい人を選ぼうと思っていた。ところが、この後、患者が入院予約を一方的にキャンセルしてしまうという予想外の行動に出たのである。このことに対しては、何らかの措置が必要だったのではないだろうか。

③患者が入院予約をキャンセルした時点で、医師は何らかの措置をとる必要があったのではないか

この点についても、地裁は「患者は医師に入院を勧められ、入院予約をしながら、あとで一方的に取り消し、来院しなくなったのは患者側の責任。それ以上の処置をする義務は病院側にない」として、原告の請求をすべて退けた(5)。

だが、患者が偽りの情報にもとづいて、予想外の判断や行動をとった場合、医療者側は何らかの措置を講ずる必要がなかったのだろうか。勝訴した病院側の弁護士が言っていたように、「病院側の指示に従わなければ、それは本人が悪いだけ」だとは、言えないだろう(6)。少なくとも「詳しい検査結果は、次回お話しますので、ご家族の方とご一緒に来院してください」などのように、「患者に受診を継続する必要性があることを認識してもらうための配慮ある対応」が必要だったのではないだろうか(7)。

地裁で請求を棄却された原告(遺族)は、これを不服とし、名古屋高裁に控訴した(一九八九年六月九日)。しかし、一九九〇年一〇月三一日、控訴審判決でもまた、患者側の訴えを退けた一審判決を支持し、控訴を棄却した。判決理由として、裁判長は「がんとは別の病名を告げたのは、患者が診察を受けた一九八三年当時としては妥当な措置で、医師に説明義務の履行に欠ける点はなかった」と判断し、一審判決を追認する形になった(8)。遺族はさらに上告したが、一九九五年四月二五日、最高裁は、二審判決を支持し、遺族側の上告を棄却する判決を言い渡した。担当医が患者や家族に「がん」の疑いを告げなかったことについて、「患者や治療に与える影響を考えれば、初診段階では不合理と

はいえない」としたうえで、患者側が入院の約束に反して来院しなくなった事実などを指摘し、病院側の賠償責任を否定した(9)。

こうした判決は、あくまでも一九八三年当時の状況を背景としている。今日、同じような訴訟が起きたときにも、同様の判決が出されるかどうかは分からない。

あなたは、この判決が妥当であると思うだろうか。

4　「告知」は「インフォームド・コンセント」ではない

これまで「告知」という言葉をやむを得ず使ってきたが、医療の場面で「告知」という言葉を用いることは、今日では適切ではないかもしれない。最近では、「告知」という言葉は、パターナリスティックであると言われ、医療情報の「開示」という言葉で議論されることが多い。「告知」は、患者の理解度や受容の程度にかかわりなく、医療者側から一方的に情報を「丸投げ」することであり、これは患者と医療者とが信頼関係に基づき、コミュニケーションを図りながら、意思決定にいたる「インフォームド・コンセント」とは全く別のものであると言われている。情報丸投げ型の「告知」は、患者主体で行なわれる「インフォームド・コンセント」とは違うということを示している典型的なケースがある。

つぎの（かなりシビアな）QUESTIONをみていこう。

QUESTION

あなたは、肺がんで入院してきた五〇代のAさんの担当になり、その病状説明に立ち会うことになった。Aさんは、肺がんが肝臓に転移しており、転院して手術を受けることになった。精神的に動揺しやすい状態にあったため、家族は「告知」に反対し、Aさん本人は病状説明を受けていなかった。しかし、担当医は、転院に際して「告知」をする必要があると考え、家族の反対を押し切って、家族立会いのもと、Aさんに病状説明を行なった。

激しく動揺し、涙を流しているAさんに対して、家族が「治療もよくなっているから大丈夫だよ」と必死に励まそうとすると、担当医は「そんなのはごく一部だよ」などと言って水を差した。その後も担当医は、手術を受けると車いすになる可能性があると知って不安がるAさんに対して、「死ぬよりはましだろう」などという発言をした。

そんな担当医の無神経な発言に対して、Aさんはすっかり気落ちしてしまい、闘病の意欲をなくしてしまっていた。あなたは、Aさんにどのような言葉をかけてあげるだろうか。

QUESTIONにあげたのは、医師の「無神経な」告知によって、患者が自殺し、家族から訴えられたケースである。（以下、新聞記事）

二〇〇一年九月、肺がんを告知された直後に病院内で自殺した男性患者（当時55）の母親が、自殺したのは告知で無神経な発言をしたからだ、などとして埼玉県川越市内の病院と主治医二人を相手取り、慰謝料一〇〇〇万円を求める訴訟を三一日までにさいたま地裁川越支部に起こした。

訴えによると、男性は昨年八月二九日に、肝臓に腫瘍（しゅよう）が見つかり入院した。肺がんが転移していることがわかり、転院して手術することになった。家族は男性の心身の状態から告知に反対したが、主治医は「転院するには告知が必要」として、九月二〇日に家族立ち会いで告知した。

家族が「治療も良くなっているから大丈夫だよ」と男性を励ましていると、主治医は「そんなのはごく一部だよ」などと発言。その後も「車いすの生活になっても死ぬよりはましだろう」などと男性に話したという。男性は告知から五日後、病室内で電気コードで首をつって自殺した。

原告側は「告知には、患者に受容能力があり、医師と患者・家族に信頼関係があることなどが条件。家族が告知に反対する理由も考慮していたのか」と訴えている。

これに対し、病院側は「適切な治療をすれば進行を抑制できることも説明している。手術後、車いすになるかもしれないと、主治医は責任上言ったかもしれないが、配慮を欠いた発言はしていない」と反論している[10]。

このケースは、説明の方法や、説明後の患者に対するフォローアップのあり方をめぐって争われた初めての裁判である。この場合、真実を伝えられた患者に対するその後のフォローアップがなされていないどころか、逆に、医療者が、患者の感情を否定的な方向に向けていくような発言を重ねている。医師が行なったのは、患者主体の「インフォームド・コンセント」ではなく、一方的な情報の「丸投げ」である。「インフォームド・コンセント」は、単に機械的に説明をし、治療などの同意をとることだけを指すのではない。

『がん緩和ケアに関するマニュアル[11]』では、患者に病状と予後を伝える際には、医療者につぎのような配慮が求められている。

まず患者が自分の病状や予後について、どの程度知っているかを把握する。患者の話を十分に傾聴することが、患者の考え方や感情を知るだけでなく、医療従事者が患者の気持ち（感情）や考え方に関心を持っていることを示すことになり、安心感を与え、信頼関係を築くことに結びつく。病状を正確に説明する必要があるが、患者の気持ちに配慮しながら、説明が一方的にならないように注意する。決して「できることはない」とか「治療法がない」などの突き放すような言い方をしてはならない。

患者が求めている情報量に応じた説明を心がける。一度の話し合いで、すべてを説明しようとせず、専門用語を避け、分かりやすい言葉で、患者と視線を交わしながら、少しずつ説明する。事実を受け止めるためには、時間を要することを理解し、話し合いを繰り返す用意があることを伝え、質問も促す(12)。

また、『マニュアル』では、患者さんに病名や病状を伝える際に、「担当看護師の同席が大切である」とされている。

看護師は立会人としての役割だけでなく、説明を受けている患者や家族の反応を観察し、医師との話し合いのあとで患者の理解度を把握し、補足説明をし、必要があれば担当医からの再説明を促す役割を果たす(13)。

近年では、「サイコオンコロジー」(psychooncology)という言葉(がん患者とその家族の心理的・社会的側面にかんする研究領域をさす)が使われるようになっており、ターミナル期だけでなく、病状を知らされていない段階の患者さんも含めて、ナースが臨床の場面で遭遇するさまざまながん患者さんに対する接し方やケアなどを探究する「オンコロジー・ナーシング」の研究が始められている(14)。

ここでも、がんの患者さんに、病気や病状についての「情報開示」を行なうかどうかという問題は、一大テーマになっている。

「患者のために」、本人に対して病名や病状を伝えないことは、場合によっては許されるのだろうか。患者が前もって「知らされたくない」という意思表示をしていた場合や、軽度の認知症や精神疾患等で対応能力（competency）がないと思われる場合には、告知率ほぼ一〇〇％のアメリカであっても、真実を伝えないことは許されている。だが、これ以外の場合はどうなのだろうか。

がん告知は、「尊厳死」の問題にもつながってくる。厚生労働省「尊厳死に関する研究班」の調査によると、がん患者の容態が重くなるのに比例して、医師が病状や「抗がん剤などの積極的医療の中止」の告知を控える傾向が強まることが明らかになったという[15]。みずからの正確な病状を知らされなければ、尊厳死の選択を含む終末期の意思決定も困難になってしまう。

他方、医師が告知したくても、家族に反対されるという切実な声も上がっている。

とくに高齢のがん患者の場合、本人に意思決定能力（コンピテンス）があり、手術を受ければ延命の可能性が見込まれたにもかかわらず、先に告知を受けた家族が、積極的治療を拒否し、主治医が家族の選択を受け入れたケースもあったという[16]。「「家族が本人にとって最良の選択をするはず」との前提は必ずしも成り立たない[17]」。高齢者の場合に、家族の意向を優先しがちな点は、在宅医療の場面でも指摘されている[18]。

さらに、「病名告知」とは別に、「余命告知」の問題もある。

国立がん研究センターの調査（二〇〇九－二〇一四年）によると、積極的治療の中止を伝えられた進行がん患者のうちの約四割が、余命を知りたいと思っていたのに医師から伝えられていなかったことが明らかになった(19)。一方で、余命を聞きたくないという患者も三割近くおり、なかには「聞きたくなかったのに知らされた」というケースもあった(20)。

WHOヨーロッパ会議の宣言「ヨーロッパにおける患者の権利の促進に関する宣言」にもあるように、現在では、「患者によるインフォームド・コンセント」はあらゆる医療行為の必要条件となっており、患者の「知る権利」は何にも勝る絶対的な権利であることが謳われている。

しかし、医療のなかには、「知る権利」以上に、「知らない権利」の方がよりクローズアップされてくる場面がある。それが、いわゆる「遺伝性疾患」の場合である。同じく「がん」であっても、遺伝性のがん、いわゆる「家族性腫瘍症候群」などの場合には、「知らないでいる権利」の方に重点が置かれることもある。次章では、この問題を取り上げてみることにしよう。

(1)『毎日新聞』、『朝日新聞』一九八九年五月二九日付夕刊。
(2)『朝日新聞』一九八九年五月二九日付夕刊。
(3)同右。
(4)同右。
(5)同右。
(6)NHKおはようジャーナル取材班編『がん告知』一一七頁。

（7）赤林朗・大林雅之『ケースブック医療倫理』八頁。
（8）『朝日新聞』一九九〇年一〇月三一日付。
（9）『朝日新聞』一九九五年四月二五日付。
（10）『朝日新聞』二〇〇二年六月一日付。
（11）がん末期医療に関するケアのマニュアル改訂版、厚生労働省・日本医師会監修、がん末期医療に関するケアのマニュアル改訂委員会編集、財団法人日本ホスピス・緩和ケア研究振興財団発行、二〇〇二年三月三一日発行。
（12）http://www.hospat.org/manual-3.htm
（13）同右。
（14）この点については、保坂隆『ナースのためのサイコオンコロジー』がよい手引きとなるだろう。
（15）「容体重いほど告知少なく　がん患者の尊厳死に「壁」　厚労省研究班が調査」共同通信社、二〇〇六年四月二四日。
（16）「患者自殺、家族との紛争…がん告知に悩む医師」共同通信社、二〇〇六年四月二四日。
（17）同右。
（18）松田純・青田安史・天野ゆかり・宮下修一『こんなときどうする？　在宅医療と介護――ケースで学ぶ倫理と法――』南山堂、二〇一四年。
（19）「聞きたいと思っているのに　余命「告知なし」四割」『読売新聞』二〇一七年八月五日付朝刊。
（20）同右。

■引用・参照文献

赤林朗・大林雅之『ケースブック医療倫理』（医学書院、二〇〇二年）

伊藤道哉『生命と医療の倫理学』〈現代社会の倫理を考える2〉（丸善、二〇〇二年）

NHKおはようジャーナル取材班編『がん告知』（筑摩書房、一九八九年）

『がん緩和ケアに関するマニュアル』（がん末期医療に関するケアのマニュアル改訂版、厚生労働省・日本医師会監修、がん末期医療に関するケアのマニュアル改訂委員会編集、財団法人日本ホスピス・緩和ケア研究振興財団発行、二〇〇二年三月三一日発行）

ロバート・バックマン、恒藤暁監訳『真実を伝える——コミュニケーション技術と精神的援助の指針——』（診断と治療社、二〇〇〇年）

保坂隆『ナースのためのサイコオンコロジー』（南山堂、二〇〇一年）

松田純・青田安史・天野ゆかり・宮下修一『こんなときどうする？　在宅医療と介護——ケースで学ぶ倫理と法——』（南山堂、二〇一四年）

「ヨーロッパにおける患者の権利の促進に関する宣言」一九九四年三月二八日－三〇日於アムステルダム

Helen Crafter and Cathy Rowan, "Ethical issues in maternity care", in Win Tadd (ed.), *Ethical Issues in Nursing and Midwifery Practice: Perspectives from Europe*, MACMILIAN PRESS LTD, London, 1998, pp.103-123.

第12章 遺伝・相続の倫理問題
――ヒトゲノム・プロジェクト――

「ゲノム」（genome）とは、「生命の設計図」、生物固有の遺伝情報の総称であり、具体的には、細胞の核のなかにあるすべてのＤＮＡのことである（遺伝子（gene）と染色体（chromosome）を合わせた造語）。「ヒトの設計図」、人間の全遺伝情報は「ヒトゲノム」と呼ばれ、この設計図が、私たちの身体や心の傾向性を（ある程度）決定しているといわれるようになった。

「ヒトゲノム」には、あなたの目が黒いか青いかということだけでなく、お酒に強いか弱いか、どんな病気になりやすいかという情報までが入っている。血友病や筋ジストロフィー、ハンチントン舞踏病などの遺伝性疾患を発症するかどうか、ある種のがんや心臓病、アルツハイマー病などの病気になりやすいかどうかについても、ある程度、将来のリスクを見通すことが可能になっている。

だが、「未来のカルテ」を知ることが、必ずしもよいことだとは思えない場合もある。私たちの日常生活とは、一見まったく無縁そうに見える「ヒトゲノム」は、臨床の場面で、つぎのような深刻なジレンマを発生させることがある。

QUESTION

あなたは、ある女性の遺伝カウンセリングに同席することになった。彼女は二〇代の双子の赤ちゃんの母親であり、ある遺伝性疾患の家系に生まれていた。双子の赤ちゃんは、それぞれ五〇％の確率でこの病気を発症する可能性をもっている。双子に遺伝子診断を受けさせて、病気かどうかをはっきり知るか、それとも受診せずに知らないままでいるか、母親に対する意思確認をあなたが行なうことになった。医師は約一時間ほど母親に説明をしたが、彼女はかなり困惑している。

「遺伝子診断を受けさせて、子どもの病気を早期に発見して予防や治療をしてもらいたいとは、もちろん思う。けれども、もし双子の片方が正常で、もう一方が病気だったら、私は二人を平等に育てる自信がない……私にはどうしたらいいか分かりません」。

こう話す患者さんに、あなたはどのように対応したらよいのだろうか。(1)

遺伝上のトラブルを抱えた人や、遺伝性疾患に対する医療を必要としている人の相談に応じ、必要な情報を提供して、当人の意思決定の手助けをする仕事を「遺伝カウンセリング」という。遺伝子診断の実施には、この遺伝カウンセリングが欠かせない。診断の前に、病気についての正確な知識を提供して、適切な判断が下せるよう手助けをしたり、告知後の精神的なショックや不安感に対する心理的、社会的なサポートを行なったりすることを仕事としている。日本では、日本人類遺伝学会と日本遺伝カウンセリング学会が共同認定する資格として、医師対象の「臨床遺伝専門医」（二〇〇一年）、非医師対象の「認定遺伝カウンセラー」（二〇〇五年）がそれぞれ誕生している。英国やオーストラリア、アメリカなどでは、遺伝の専門医と共に働くナースがカウンセリングを行なったりしている。

このような遺伝子診断の問題は、「ヒトゲノム・プロジェクト」という科学史上まれにみる壮大な遺伝子解読計画から始まっている。この「ヒトゲノム・プロジェクト」から話を始めてみよう。

1　「ヒトゲノム・プロジェクト」とは

ヒトの身体は、約六〇兆個の細胞から成っている。その六〇兆個の細胞、一つ一つのなかには核があり、その核内に生命の設計図となるゲノムが入っている。ゲノムは約三〇億対からなるＤＮＡであり、そのなかには三万個の遺伝子が含まれている（ＤＮＡ＝遺伝子では必ずしもない。遺伝子とは、遺伝情報の伝達に関係しているＤＮＡをさす。このようなＤＮＡは、ＤＮＡ全体の三～五％程度にすぎず、それ以外のＤＮＡは、正確には遺伝子ではない）。

らせんを描いているＤＮＡの二本の糸のあいだに、Ａ（アデニン）、Ｔ（チミン）、Ｇ（グアニン）、Ｃ（シトシン）という四つの塩基分子が色々な順序で並んでいる。きわめて大ざっぱに言えば、この四種類の塩基分子の並び方、配列が、生命の設計図になっている（遺伝情報を意味している）。たとえば、ある人のゲノムのなかに、ＣＡＧのくり返し配列が四〇回～一〇〇回くらい見られると、その人はハンチントン舞踏病という遺伝性疾患の可能性が高いということになる。また、ＧＴＡのくり返し配列がひんぱんに出てくると、その人は脊椎小脳変性症という病気であるということになる。このように配列の意味が判明しているものは、きわめて限られている。そこで、ヒトゲノムを構成しているＤＮＡの「平均的な」塩基配列を解読して、ヒトの遺伝情報を解明していこうとするのが、「ヒトゲノム・プロジェクト」である。

ただし、ヒトのゲノムは、約三〇億個の塩基対からなっており、これを文字に置き換えて換算すると、新聞の朝刊の五〇年分に相当する情報量になるそうである。これを一文字ずつ読んでいくというのは、途方もない作業で、五〇〇人の科学者が協力しても、読み終わるまでに一〇〇〇年はかかるといわれていた。

そこで、一九八〇年代終わりに、アメリカが「国際ヒトゲノム計画」を提唱し、最初はアメリカ、イギリス、後に日本、ドイツ、中国が参加し、計一八か所の研究所で、分担作業による解読が進められた。当初は、一九九〇年から二〇〇五年までの一五年計画であったが、八〇年代なかばにはＤＮＡ

シーケンサー（コンピュータ解析法）が登場し、九〇年代に入ると、ＩＴ（情報技術）の発達によって、シーケンサーの解析速度がアップし、実際には、予定より五年も早い二〇〇〇年六月二六日に、大まかな解読がひと通り終了したとされ、当時のクリントン大統領が誇らしげに会見を開いていた。解析スピードが加速化した背景には、民間企業の参入という事情もある。

そして二〇〇三年、ヒトゲノムの精密な解読が完了した。解読に要した時間は一三年、約三〇〇〇億円の費用がかかったとされている。

以後、ゲノム研究は次の段階に進んだとして、ポストゲノムという用語が生まれた。相次ぐ技術革新によって、解析コストが劇的に下がり、解析スピードも大きく向上したことから、個人や動植物等のゲノム解析も活発に行なわれるようになっている。

現在では、一〇万円ほどで、個人向けに遺伝子解析サービスを提供する会社が存在し、約一二〇の病気のリスクについて知ることができる。

さらに、ヒトゲノムという生命の設計図に人為的に手を加えることによって、生物にさまざまな影響を与えようとする「ゲノム編集」という技術も登場し、話題を集めている。

2　遺伝性疾患の発症前診断
——「未来のカルテ」を読む——

遺伝子診断が可能になることによって、ヒトゲノムの解析という基礎的な研究が、臨床の場面で大きな成果を上げていくことになる。たとえば、ある遺伝性疾患がどういう配列で表わされているのかが分かれば、実際にその病気を発症する前に、その人が病気になるかどうかを予測できる、つまり「未来のカルテ」が作れる。それによって、早めに手を打っておけば、病気の発症を予防できたり、きわめて早い時期に治療してしまうことが可能になる（場合もある）。

実際に、遺伝子診断は、家族性腫瘍症候群（遺伝するがん）などの場合に非常に役立つことがある。たとえば、小児（一、二歳）の眼に発症するがん（レチノブラストーマ）などは、新生児に遺伝子診断を行なって陽性だと分かれば、放射線治療や化学療法が有効な時期にがんを発見し、両眼の摘出をせずにすむこともある（親が子どもの視力を失わせることをためらい、手遅れになって亡くなるケースが多い病気である）。

あるいは、遺伝性の乳がん（BRCA1やBRCA2という遺伝子の変異）などは、遺伝子診断が有効になったことによって、発症前に遺伝子異常を発見することができるようになった。欧米で、この遺伝子異常が見つかった人のなかには、まだ乳がんを発症していない段階で、両側の乳腺を摘出する手術を選択する人も現れてきている（最近では、ハリウッド女優のアンジェリーナ・ジョリーさんのケースが知られている）。これは「予防的外科手術」（prophylactic surgery）と呼ばれているが、日本でも、国立がんセンター中央病院や癌研究会付属病院、聖路加国際病院、栃木県立がんセンター、慶応大学病院などが、乳がんの手術の際、この遺伝子変異が関係していると判明したら、がんの出来ていない方の乳房も予防のために切除するという方法を検討し始めているそうである[2]。

さらに、同じ遺伝性疾患の家系の人のなかで、この病気にかかる人と、かからない人とを区別できるようになれば、罹患しない人に告知して安心してもらうこともできる（遺伝性疾患の確定診断に役立つわけである）。

このように、遺伝子診断を行なって、きわめて早期に、場合によっては発症以前に、病気を発見し、対策をとることによって、その患者さんのＱＯＬを大きく改善することができるのである（ただ「予防的外科手術」の是非については、異論もあるかもしれないが）。

さらに、遺伝性疾患ばかりではなく、生活習慣病の感受性診断と予防にも役立つと考えられている。たとえば、高血圧、心筋梗塞、糖尿病、（ある種の）がんなどについては、原因となる（関連する）遺伝子がつぎつぎと発見されており、こうした生活習慣病の感受性（病気のかかりやすさ）がある程度、つかめることもある。診断を受けて、自分のリスクをある程度見通すことができれば、それらを予防できる可能性はかなり高くなるだろう。生活習慣病は、遺伝性疾患とは違って、浸透率が低い（因子をもっていても、一〇〇％発症するとは限らない）ため、個人の生活習慣改善の努力によって、発症を未然に防ぐことは可能だと思われるからである。

また、自分のリスクを知ることが、その人の生活習慣改善の動機づけともなるかもしれない。漫然と「タバコは健康に悪い」と思っていても、なかなかやめられるものではない。しかし、遺伝子診断を受けて、たとえば「あなたは肺がんにかかる確率が高いですよ」などと告知されたら、おそらく本気になって禁煙を考えるだろう。

3 「オーダーメイド医療」とSNP

体質の個人差を遺伝子レベルで把握し、一人一人に最適の医療を提供する「オーダーメイド医療」（日本では「テーラーメイド医療」ともいう）もまた、「ヒトゲノム」解析の大きな成果として、その実現が期待されている。お酒の強い人、弱い人、というように、人間の体質には個人差というものがある。こうした体質の個人差は、SNP（スニップ）というDNAの塩基配列の個人差に由来している。

ヒトの設計図を構成する三〇億個の塩基分子のうち、約一〇〇〇個に一個の割合で、人によって異なる塩基が出てくる。一〇〇〇個に一個といっても、ヒトゲノムは三〇億個の塩基分子で構成されているので、合計三〇〇万個の塩基の違いが出てくる。こうしたゲノムの中の個人差をスニップ（日本語では「一塩基変異多型」）といい、これが、私たちの体質の個人差を決定しているといわれている。

このスニップが、今、医療の場面できわめて高い利用価値をもつとして、大きな注目を集めている。

それは、スニップが、病気に対するリスクの個人差や、特定の薬剤に対する反応（効きやすさや副作用）の個人差に結びついていると考えられるからである。スニップが病気や薬の副作用とどのように関係しているかが解明されれば、その人、その人に合わせた病気の治療や薬の使い方ができるようになる。こうした個人個人に対応した新しい医療が、「オーダーメイド医療」や「テーラーメイド医療」などと呼ばれて、期待を集めているのである。

実際に、あるDNAの多型（染色体上のおなじ位置にあるのに、人によって塩基配列が異なっている現象）が、薬の効用と関係していることが分かっている。薬は肝臓で代謝されて解毒されるのであるが、よく知られているのは、そのときに働く酵素の遺伝子の多型である。たとえば、塩酸イリノテカンという抗がん剤を代謝する酵素では、酵素の遺伝子の多型によって、代謝の働きが五〇倍も違うことが分かっている。別の抗がん剤でも、同じような違いが認められているそうである(3)。

アップルの創業者、故スティーブ・ジョブズ氏が、すい臓がんの闘病の際に、自分のがん細胞のゲノムを読んで抗がん剤を選択していたといわれるように、こうした体質の個人差を決定するスニップが分かってくれば、薬の副作用の予測が立ちやすくなったり、その人の薬剤感受性に合わせた「オーダーメイド医薬品」の提供なども実現できるだろう(4)。

4 診断と治療とのギャップ
——予測医療の新たなジレンマ——

こうした医療のあり方を根本から変えるような、大きな臨床的成果を期待されている反面、「ヒトゲノム」の解析には、きわめて深刻な問題がついてまわるようになる。医療の場であれ、DNAを鑑定する研究室であれ、一定の限られた場面でゲノムの解析が行なわれる分には、さほど深刻な問題は発生しないように思われるが、ゲノムの解析が、臨床の場面から、私たちの生活する実社会に入ってくると、さまざまな場面でトラブルが発生する可能性が考えられる。

ヒトゲノムにまつわる諸問題をELSI（エルシー）という。ELSIとは、Ethical Legal Social Implications の略であり、ヒトゲノムにまつわる倫理的、法的、社会的諸問題の総称である。先ほどの「ヒトゲノム・プロジェクト」に参加している国は、すべて、国家予算の一部をELSIの研究や対策に割かなければならないことになっている。

遺伝性疾患の発症前診断などの予測医療については、先ほど述べたように、早期発見や予防につながるというメリットがある反面、これまでの医療ではまったく考えられなかった新たなELSIが発生するようになってきた。たとえば、現在はまったく健康であっても、将来、一〇年後、二〇年後に必ずがんになりますよと告知されたら、誰だってショックを受け、不安感に苛まれることだろう。

代表的なＥＬＳＩの一つは、遺伝子診断の発達によって生じてきた「診断と治療とのギャップ」である。いったん発症したら、手の施しようのない遺伝性疾患は多数ある。アルツハイマー病やハンチントン舞踏病などのように、その病気の診断は可能だが、治療は不可能であり、しかも確実に死につながる恐ろしい致死的な病である場合、これらの病気の保因者にとっては、診断＝死刑宣告にも等しいという状況になってしまう。

遺伝性疾患の発症前診断や告知の問題で、最もよく知られているのは、ハンチントン舞踏病である。この病気は、悲惨な神経障害を引き起こし、発症から一〇年くらいのうちに、廃人となり、ベッドに縛りつけられた状態で死んでいくという恐ろしい病である。特徴的なのは、このハンチントン病の場合、発症時期が主に五〇歳代（厳密にいうと三〇代後半〜六〇代前半）だということである。他にも深刻な遺伝性疾患はあるが、それらのほとんどは発症時期が幼少時であり、本人が物心ついたときにはすでに、否応なしに病気を受け入れざるを得なくなっている。しかし、ハンチントン病の場合には、発症直前まで本人には目立った自覚症状もなく、人間ドックに入って検査をしても、遺伝子検査をしない限り、どこにも異常を見つけることはできない。だが、将来、この病気を発症する可能性があるかどうかは、二〇代、一〇代の時点、あるいは胎児の段階で、はっきりと知ることができるのである。

つぎのようなQUESTIONを考えてみてもらいたい。

QUESTION

あなたはある日突然、父親からこう告げられる。「おまえのお母さんはハンチントン舞踏病という遺伝性疾患で死んだのだ。そして子どもであるおまえにも、半分の確率でその遺伝性疾患の因子が受け継がれている可能性がある。遺伝子診断を受けて、自分がハンチントン病であるかどうかを知るか、診断を受けずに知らないでいるかは、おまえ自身の問題だ」。

あなたは遺伝子診断を受けるだろうか。(5)

授業でこの質問をふると、八割以上の学生が「診断を受ける」と答えてくる。診断を受けて陰性だったと分かれば安心だが、もし陽性であったらどうだろうか。たとえば、この病気を二〇歳のときに告知された人は、その後の約三〇年間、誕生日が来るたびに、「発症まであと何年」と、カウントダウンし続けなくてはならない。この病気の告知後の自殺率が八%にも上ることを考えれば、この病気のプレッシャーがいかに強いかが分かるであろう。たとえ検査の結果、「陰性」だと分かったとしても、それでこの問題が解決したことにはならない。「陰性」と判明した人は、血縁者のなかで自分だけが病気を免れていることで、いわゆる「サバイバーズ・ギルト」(Survivor's guilt)(事故や災害等に遭遇しながら生還した人が、「他の人が亡くなったのに自分だけが助かった」ことに対して抱く罪悪感。ナチスのホロコーストの生還者にみられることで知られているが、日本では二〇〇五年のＪＲ福知山線事故の生存者に見られるケースとして知られるようになった）に苛まれることになる。

5　遺伝子レベルでの差別

「遺伝子レベルでの差別」もまた、深刻なＥＬＳＩとして捉えられている。遺伝子診断の登場によって、個人の遺伝情報がさまざまな場面で利用され、社会的な差別を生み出す可能性がある。現在、懸念されている（また、アメリカでは一部実際に起こっている）差別は、主に三つの場面で考えられている。結婚、就職、保険である。遺伝をめぐる結婚差別は、「ヒトゲノム・プロジェクト」が登場するはるか以前から存在していたが、遺伝子診断で「将来かならずがんになる遺伝子をもっている」という情報が知られてしまうと、結婚を断られたり、本人も子どもを作る際に悩んでしまうことがあるだろう。就職や保険への加入に際しても、本人の遺伝情報が問題となる場合がある。

（1）就職差別

就職試験のなかに遺伝子検査を入れて、個人の遺伝情報を採否の決定に用いる。こんなイメージだろうか。たとえば、あなたが就職活動をしていて、ある企業を受けたとき、ペーパーテストも好調で、面接も手応えがあり、この企業は受かるのではないかと思っていたのに、なぜか落とされてしまった。

不審に思っていたら、実はその企業は健康診断と称して採血をしており、応募者の血液でひそかに遺伝子検査をしていた。そしてあなたは将来健康上のトラブルを抱える（たとえば遺伝性の大腸がんや乳がんなどを発症する）可能性が非常に高いと診断されたために、「不採用」となったというのだ。ショックを受けながらも、つぎの企業の試験を受けたが、そこでは採血がなかったのに、また落とされてしまった。聞けば、その企業は面接のときに、床に落ちた応募者の髪の毛を拾い、それを使って遺伝子審査をしたのだという。「どんなにペーパー試験や面接が良くても、自分の遺伝情報を知られたら、落とされてしまうのではないか」。こんな強い不安感を抱いたあなたは、つぎの企業に出かけるときには、採血が行なわれないことを確認し、面接会場で髪の毛を落とさないように、頭をジェルでカチカチに固めて出かけた。しかし、そこもまた落とされてしまった。聞いたところによると、応募者の遺伝情報が、企業間でヤミ売買されているというのだ……。(6)

もちろん、本人の同意も得ずに、勝手に遺伝子診断を行なってしまうというのは、プライバシーの侵害である。本人が知らない（あるいは知りたくない）情報を企業側が知ってしまうというのは論外であろう。たとえ、応募者本人の同意を得ていたとしても、遺伝子審査の結果で採用/不採用が決められてしまうというのは納得がゆくだろうか。

企業などが、特定の遺伝性疾患の保因者を排除するために行なった「不当な」遺伝子診断としては、アフリカ系アメリカ人に多い鎌型赤血球貧血症のスクリーニングがよく知られている。一九七〇年代に、この疾患のヘテロ保因者であるアフリカ系アメリカ人のアメリカ空軍兵四人が、訓練中に死亡するという出来事があった。これが報じられた後、アメリカの多くの州で、アフリカ系アメリカ人に対するこの疾患の遺伝子スクリーニングが行なわれ、民間企業の間では、保因者は大した業績を上げず、大量の医療資源を消費すると考えられた。さらに、アメリカ空軍と国防省は、保因者をパイロットの採用の対象から外したのである（のちに、これは誤った知識にもとづく不当な差別であることが判明し、スクリーニングは中止された）。だが、ある遺伝性疾患を抱えた人が、その仕事に就くと、死んでしまうなどという場合は、どうであろうか。本人の身体的リスクがかかっている場合には、遺伝子審査もやむを得ないと考えるべきなのだろうか。

（2）保険差別

日本のように国民皆保険制度をとっている国では、遺伝子診断による保険差別はあまりクローズアップされないが、アメリカのような任意保険の国（公的医療保障は、六五歳以上の高齢者と一定の障害者を対象としたメディケアと、低所得者を対象とするメディケイドのみ）では、遺伝上のトラブルを抱えた人が、保険への加入を拒否されたり（「危険選択」という）、掛け金を釣り上げられたり（「危険区分」）するケースが発生している。するとリスクの高い人は、どこの保険にも入れず、発症後、治療費を払えないために適切な治療を受けられずに死んでしまうこともあり得る。

最近では、国や州によって、この「保険差別」を禁止したり、制限したりする法律が成立しているが、なかには、リスクの高い人たちが、自分が保因者であることを知りながら、それを故意に隠して、遺伝子審査を実施しない保険会社に加入するという「逆選択」も起こっていた。そうした人たちが集団で保険会社に押しかけたら、保険会社が倒産してしまうこともある。「逆選択」を防ぎ、保険会社を保護することも考えなければならない。たとえば、オランダなどでは、日本円にして一〇〇〇万くらいまでの小口の保険にかんしては、遺伝子審査を禁止するが、それを超える大口の保険については、遺伝子審査を認めるという法律を作っている。あるいは、生命保険については「危険選択」を認めるが、健康保険については認めないとするところもある（リスクの高い人が、発症した際にちゃんと治療を受けられるようにするためである）。だが、問題となるのは、加入の際の「選択」だけではない。

学生から聞いたケースでは、ある遺伝性疾患の家系に生まれた友人のAさんが、民間の健康保険に加入しようとした際、保険会社から「加入するためには、遺伝子診断を受けてもらわなくてはならない」と言われた。Aさんがその遺伝性疾患の保因者であった場合、保険会社にとっては「リスクが高くなるからだ。本人は「知りたくないのに……」と言っていたそうである。保険に加入させるために、本人が「知りたくない」と思っている遺伝情報を無理やり引き出してしまうということは、その人の「知らない権利」を侵害することであり、「プライバシーの侵害」にもつながる問題なのではないだろうか。

二〇〇八年に、アメリカでは「米国遺伝子情報差別禁止法」（Genetic Information Non-Discrimination Act：GINA）が連邦レベルで成立し、遺伝子情報に基づく保険差別や、雇用者による差別（就職差別）が禁止されている。以後、「遺伝子差別」をめぐる数々の訴訟が起こるようになった。この法律は、遺伝子による差別から、米国民の権利を守る大きな一歩となったが、保護の対象が必ずしも包括的ではなく、生命保険や生命保険（Life Insurance）や所得補償保険（Disability Insurance）、長期介護保険（Long Term Care Insurance）に関しては適応されない。カリフォルニアなどの一部の州では、これらの適応を拡大する法律を可決しているが、他の州では未だに適応されてはいない。

他方、日本では、このような法律が存在していないのが現状である。

6 「知る権利」と「知らないでいる権利」

将来を予測してしまう、その情報が社会的差別を生み出してしまう、さらに知りたくないことを知らされてしまう、こうした問題の他に、遺伝子診断に固有の問題がまだある。つぎのようなQUESTIONを考えてみてほしい。

QUESTION

ある遺伝性疾患の家系と思われる姉妹がいて、妹の方が「遺伝子診断を受けたい」と言い出した。これに姉が反対したが、妹が受診すると言って聞かないので、姉は裁判を起こした。妹は「私には自分の身体について知る権利がある」と「知る権利」を主張した。これに対して、姉は「知らないでいる権利」を主張し、もし妹が診断を受けて「陽性」だったら、五〇％以上の確率で、自分も「陽性」になってしまう。しかし、自分はそれを知りたくない。「知らないでいる権利」があると主張した。妹の「知る権利」と姉の「知らない権利」、あなたはどちらを尊重すればよいと思うだろうか。

これは、アメリカで実際に起こった裁判である。姉妹の争いが提起しているのは、個人の遺伝情報が、家族（血縁者）との共有財産となっているということである。たとえば、一人の人が遺伝子検査を受けて、ある病気の保因者であるということが分かると、彼/彼女の血縁者の半数が、この病気であるということが分かってしまうことになる。血縁者の人たちが何も知らないうちに、彼らの遺伝情報が判明してしまうわけである。家族のなかで誰か一人が遺伝子診断を受けるということが、血縁者全員の個人情報にかかわる問題になってくるのである。これが、今までの医療にはなかったＥＬＳＩを生み出している。

医療者の側からみれば、このことは遺伝性疾患の告知の問題とつながってきている。遺伝性疾患の告知の場合、通常の病名告知とはまったく違って、本人への告知が、かなりの確率でその血縁者に対する告知にもなるからである。告知が、目の前の患者さん一人の問題ではなく、その家族全員の問題となってくるのである。

現在のアメリカでは、遺伝子診断の前に、必ず本人と血縁者に対して遺伝カウンセリングを行ない、診断に対して、血縁者の理解と同意を得ることが義務づけられているところもある。だが、妹の主張する「知る権利」も、けっしてないがしろにはできないだろう。血縁者全員の同意を得ない限り、自分の遺伝情報を知ることができないというのは、「知りたい」と望んでいる側の人からすれば、納得のいかない状況であるかもしれない。

DNAのらせん構造を発見した科学者の一人であるワトソンは、つぎのようにいっている。「かつてわれわれは、自分たちの運命は天体の運行のなかにあると考えていた。今やわれわれは、それが大枠においては、みずからの遺伝子のなかにあることを知っている」。

私たちの生まれもったDNAの塩基分子の配列が、私たちの寿命や体質、性格、能力などを決定する。こうした考え方を「生物学的決定論」という。「生物学的決定論」とは、くだいて言うと「すべては遺伝子で決まっている」という考え方である。「ヒトゲノム」の解読が進むにつれて、こうした決定論が助長されるのではないかという懸念も生まれはじめている。自分の運命が遺伝子によって決定されていると考えたり、未来のリスクを知ったりすることが、私たちの人生をどのように変えてしまうのだろうか。必死になって自分の遺伝子を調べようとするよりは、青空でも眺めている方がましだと思う読者もいるかも知れない。あなたは、どう思うだろうか。

（1）この話の原型は、山口健『ヒトゲノム遺伝子解析研究に関する倫理指針と医学研究の実践』による。
（2）asahi.com 二〇〇四年二月一六日付。
（3）青野由利『遺伝子問題とはなにか――ヒトゲノム計画から人間を問い直す――』七九頁参照。
（4）『朝日新聞』二〇一三年一二月三日付。
（5）もちろん、このQUESTIONのモデルは、ナンシー・ウェクスラーである。
（6）この話の原型は、加藤尚武編『ヒトゲノム解析研究と社会との接点　研究報告集』による。

■引用・参照文献

青野由利『遺伝子問題とはなにか――ヒトゲノム計画から人間を問い直す――』（新曜社、二〇〇〇年）
雨宮処凛『14歳からわかる生命倫理』（14歳の世渡り術）』（河出書房新社、二〇一四年）
アリス・ウェクスラー、武藤香織・額賀淑郎訳『ウェクスラー家の選択――遺伝子診断と向きあった家族――』（新潮社、二〇〇三年）
井ノ上逸朗監修、有森直子・溝口満子編『遺伝／ゲノム看護』（医歯薬出版、二〇一八年）
NHK「ゲノム編集」取材班『ゲノム編集の衝撃――「神の領域」に迫るテクノロジー――』（NHK出版、二〇一六年）
加藤尚武編『ヒトゲノム解析研究と社会との接点　研究報告集』（京都大学文学部倫理学研究室、一九九五年）
加藤尚武編『ヒトゲノム解析研究と社会との接点　研究報告集』第二集（京都大学文学部倫理学研究室、一九九六年）

加藤尚武『脳死・クローン・遺伝子治療――バイオエシックスの練習問題――』（PHP新書、一九九九年）
小林雅一『ゲノム編集とは何か――「DNAのメス」クリスパーの衝撃――』（講談社現代新書、二〇一六年）
文部科学省・厚生労働省・経済産業省『ヒトゲノム・遺伝子解析研究に関する倫理指針』（二〇〇一年三月二九日）
山口健『ヒトゲノム遺伝子解析研究に関する倫理指針と医学研究の実践』（北里医学会招待学術講演会、二〇〇一年六月二八日）
“In-vitro-Fertilisation, Genomanalyse and Gentherapie”. Bericht der gemeinsamen Arbeitsgruppe des Bandesministers für Forschung und Technologie und des Bandesministers der Jusitz, München 1985 (Gentechnologie ; 6)（「体外受精、ゲーム解析及び遺伝子治療」連邦研究技術大臣、連邦法務大臣との共同作業部会報告）船木祝訳、『続・独仏生命倫理研究資料集（下）――独仏を中心としたヨーロッパ生命倫理の全体像の解明とその批判的考察――』平成一五年度科学研究費補助金基盤研究（B）（1）No.1410016研究グループ編、千葉大学、二〇〇四年）

初学者のための文献ガイド

本書の執筆にあたって、数多くの文献を参照させていただいた。そのなかでも、本書を読んで、「もっと知りたい」と思われた読者のために、初学者向けの文献を紹介することにした。とくに「看護」にかんする倫理問題を扱った文献と、「生命倫理」一般についての文献とがあるが、どちらも一般の初学者にとっても興味深いものだと思う。

以下に挙げる文献のなかには、本書ですでに触れているものもあるが、とくに区別はしなかった。

島薗進『いのちをつくってもいいですか？——生命科学のジレンマを考える哲学講義——』（ＮＨＫ出版、二〇一六年）。

本書で取り上げている出生前診断や中絶のほか、ｉＰＳ細胞と再生医療、記憶を変えるという「医療」、子どものふるまいを「改良」するなど、バイオテクノロジーの進展と、それがもたらすエンハンスメントについて、平易な筆致と豊富な事例で語りかけてくれる。特筆すべきは、科学的に観察されうる対象としての「生命」のみならず、日本の伝統的な宗教や文化に即した、人間全体のいのちのつながりや、それをも超えた何か超越的なものとしての「いのち」についての理解や観念を提示しながら、それらがキリスト教やユダヤ教、イスラム教などの一神教の世界観・人間観と、どう関わることができるかというところにまで言及している点である。

河合蘭『出生前診断——出産ジャーナリストが見つめた現状と未来——』（朝日新書、二〇一五年）。

日本でただ一人の出産専門フリージャーナリストである著者が、いわゆる「新型出生前診断」（NIPT）という新たな検査技術のもたらす影響や、NT計測（胎児の首の後ろの〝むくみ〟を測る検査）のように、知らない間に（妊婦健診のなかで）受けている出生前診断により、悩みに放り込まれてしまう人たちの現状と心情を克明に描き出している。技術を前に、医療者もまた戸惑いと苦悩を隠せない。本書の後半では、「障害が見つかっても産む」人が増えるかもしれないという指摘がある。ダウン症の子どもを育てながら、就労継続する母親のための福祉サービス等もあり、社会的にアクティブな人が増えているのだという。「出生前診断」についてのルポルタージュとしてのみならず、技術と人間性の接点という生命倫理の必要性が問われる場面を真摯な目線で捉えようとした、貴重な一冊である。

高谷《たかや》清『重い障害を生きるということ』（岩波新書、二〇一一年）。

重度心身障害児/者の療養施設「びわこ学園」（滋賀県・野洲）の常勤医であった高谷氏が、入所者を診てきた長年の経験から書き起こした、示唆的なエピソードが盛り込まれている。障害が重く、「ねたきり」の状態で「反応がない」と思われている人についても、呼吸状態など、本人の身体から発せられる何らかのシグナルを読み取ることによって、その気持ちを推し量ったり、非言語的なコミュニケーションを図ったりすることが可能なのではないかとわれわれに問いかけている。

非配偶者間人工授精で生まれた人の自助グループ（DOG：DI Offspring Group）・長沖暁子『AIDで生まれるということ　精子提供で生まれた子どもたちの声』（萬書房、二〇一四年）。

近年の生命倫理の大きな特徴は、生殖医療で生まれた子どもたちが成人し、みずから技術をめぐる議論のテーブルに着き、自分たちの立場を主張し始めるようになったことである。本書は、ＤＩ（第5章参照）で生まれた人たちが、「自分たちの体験を、自分たちの言葉で綴った」ものである。病気でも障害でもなく、戸籍も普通にあるけれど、父親と血がつながっていないことを隠され続けてきた、親に裏切られたという「怒り」、自分の半分（精子の提供者）が分からない「不安感」を抱えているという、彼らの共通した「生き辛さ」は、外からは見えにくい。親からも「不妊に悩み、どれだけ辛い思いをしたか」、「理解できたら、許してくれるわよね」という「威圧感」を感じたり、「生まれてよかったね」と自分が悩んでいること自体が間違っていると否定されてしまう。生殖医療が注目を集めつつある現在、その焦点は「不妊」に悩む人たちに当てられており、技術によって生まれてきた人たちの心情を配慮するには至っていない。「不妊」の悩みは出産の時点で「解決」

すると考えられがちである。けれども、子どもたちにとっては、「生まれたその時点がスタート」なのだと痛感させられる一書である。

ダニエル・F・チャンブリス、浅野祐子訳『ケアの向こう側——看護職が直面する道徳的・倫理的矛盾——』(日本看護協会出版会、二〇〇二年)。Daniel F. Chambliss, *Beyond Caring : hospitals, nurses, and the social organization of ethics*, The University of Chicago, 1996.

看護職をめざす学生、あるいはすでに看護者として働いておられる方に、ぜひとも読んでいただきたい一冊である。現場で働く一〇〇人以上のナースに対するインタビューと、一五年以上にもわたる全米の病院でのフィールド・ワークをもとに構成されたこの書は、「ルーティン化」された日々の看護職のなかで、ナースたちが「倫理的矛盾」をどのように捉え、対処しているかを、臨場感あふれる筆致で書き上げている。

ヘルガ・クーゼ、竹内徹・村上弥生訳『ケアリング——看護婦・女性・倫理——』(メディカ出版、二〇〇〇年)。Helga Kuhse, *Caring : Nurses, Women and Ethics*, Blackwell Publishers Ltd, Oxford, 1997.

看護者固有の倫理問題に関心を抱き続けてきたクーゼは、治療に関わる意思決定に際して、短い診療時間のなかでしか患者を観ていない医師ではなく、患者との継続的な関わりをもちながらケアを行なっているナースの意見を汲み取る必要があると主張している。とくに、患者の「生命を終わらせる決定」については、医師の医学上の判断よりも、患者に専心しながらケアを行なうナースの判断を優先させるべきだという。その上でクーゼは、ナースの判断によっては、時として、「積極的安楽死」も許される場合があると述べている。看護者をめざす読者は、この意見をどう思うだろうか。

H・T・エンゲルハート、加藤尚武・飯田亘之編『バイオエシックスの基礎――欧米の「生命倫理」論――』（東海大学出版会、一九八八年）。

生命倫理の全体像をつかむために必読の一書である。トゥーリーのパーソン論やレイチェルスの安楽死論など、人工妊娠中絶や安楽死をはじめとしたバイオエシックスの有名な議論が数多く収録されている。しかし、必ずしも一般の読者に読みやすいものではなく、初学者には時間と努力が必要だろう。

ピーター・シンガー、樫則章訳『生と死の倫理――伝統的倫理の崩壊――』（昭和堂、一九九八年）。

次々と提示される事例や過激な議論に、読者はみずからの道徳的直観を大いに刺激されるだろう。読み進めていくうちに、「生命の神聖さ」という伝統的倫理学の前提に、疑問を挟みたくなってしまう。しかし、無脳症児の臓器提供や障害新生児の治療停止（安楽死も含む）を容認するシンガーの意見を、読者はどう思うだろうか。

ピーター・シンガー、山内友三郎・塚崎智監訳『実践の倫理』［新版］（昭和堂、一九九九年）。
シンガーのその後の著作。生命倫理だけでなく、環境倫理にもまたがった議論が展開されており、生命倫理の問題群を違った観点から見直すことができる。邦訳されているのは第二版の訳であるが、第二版の序文には、有名な「シンガー事件」について書かれているので、参照されたい。

加藤尚武『脳死・クローン・遺伝子治療』〈PHP新書〉（PHP研究所、一九九九年）。
わが国の生命倫理学のパイオニアである加藤尚武の著書である。臓器移植やクローン技術について、明快な論旨と読み手のイメージをかき立てる論の運びに、読者は大いに啓発されるだろう。

グレゴリー・ペンス、宮坂道夫・長岡成夫訳『医療倫理――よりよい決定のための事例分析――』1・2（みすず書房、二〇〇〇・二〇〇一年）。
1、2ともに、四〇〇ページを超える大著である。アメリカの生命倫理をめぐる論争状況が、豊富な事例をもとに比較的よくまとまっており、生命倫理のほとんどの問題群が扱われている。読み通すには分量が多すぎるかもしれないが、各章が独立しているので、興味のある章だけを選んで読まれることをお勧めする。

斉藤茂男『生命（いのち）かがやく日のために』（共同通信社、一九八五年）。

日本で「障害新生児の治療停止」が議論されるきっかけとなった一冊であり、この問題を知りたい人にはお勧めである。新聞記者であった著者が発行したこの書は、当時、非常に話題となり、多くの人びとに読まれた。

ロバート・バックマン、恒藤暁監訳『真実を伝える――コミュニケーション技術と精神的援助の指針――』（診断と治療社、二〇〇〇年）。

著者であるバックマンが、長年にわたる臨床と教育の経験にもとづいて書いた、臨床におけるコミュニケーションの〝バイブル〟である。臨床の場面でそのまま使える実践的な本であり、とりわけ患者さんに「悪い知らせを伝える」際の細やかな配慮が、きわめて具体的、かつ実践的に述べられている（面談室に必ずティッシュを用意するなど）。バックマンのもう一つの名著、『死にゆく人と何を話すか』（上竹正躬訳、メヂカルフレンド社、一九九〇年）も、ぜひともお勧めである。

保坂隆『ナースのためのサイコオンコロジー』（南山堂、二〇〇一年）。

ターミナル期に限らず、すべてのがん患者に対する日常の看護に、すぐに応用できる好著。「サイコオンコロジー」（Psychooncology）という比較的新しい概念と、そこに含まれる領域を紹介しながら、がん患者やその家族のメンタルケアなど、臨床にすぐに応用できる「オンコロジー・ナーシング」についての情報が豊富に掲載されている。

リー・M・シルヴァー、東江一紀ほか訳『複製されるヒト』（翔泳社、一九九八年）。

原書のタイトルは『エデンの園を作り直す』（*Remaking Eden*）。クローン技術を含めた生殖医療の肯定派である著者が、反対派の議論を一つ一つ取り上げながら、これを批判的に検討している。著者の主張に同意できるかどうかは別として、SF小説のような未来像を提示しながら、クローン技術をめぐる議論をやや性急に展開している本書は、読者のイメージや議論をかき立てることだろう。

P・チェスラー、佐藤雅彦訳『代理母――ベビーM事件の教訓――』（平凡社、一九九三年）。

ベビーM事件にかんする詳細なドキュメントと共に、代理母をめぐるアメリカ社会の状況が明快に描かれている。判決後のメアリー・ベス救済運動など、本書では紹介されなかったベビーM事件の「その後」を知ることができる。「代理母」制度の是非や、その社会的影響について考える際に、格好の一書であろう。

あとがき

本書の企画自体は、六年ほど前にさかのぼる。私自身が、看護学校で「倫理学」を教えることになり、看護者を目指す学生向けの「生命倫理」のテキストを書きたいと思ったのが、直接のきっかけである。

本書を企画した当初は、臓器提供（移植）時のインフォームド・コンセントや、competency（対応能力）評価、子どもの自己決定権など、アメリカの看護研究でよく取り上げられる臨床的なテーマについての章を多く用意していたのだが、本書の執筆中に、私自身が北里大学で「倫理学」を教えることになり、講義対象となる学生の志向にあわせてクローン技術や生殖医療などのテクニカルなトピックを取り上げたところ、これが意外にも本学の看護学部の学生たちの関心をつよく惹きつけることが分かった。そこで、彼らが高い興味を示したこれらのトピックを新たに設け、これを予定していたトピックと一部差し換えることになった。今回、取り上げられなかった前述のトピックについては、いずれ機会を改めて書いてみたいと思っている。

なお、看護学校や大学の授業で「生命倫理」を教える際、私自身は、ビデオ教材を多く利用している。学生たちの前で「生命倫理」の議論を展開するにあたって、映像のもつインパクトは大きいと思われるからである。たとえば「多胎減数手術」を取り上げる際、超音波の画像で、胎児に針が刺さるシーンが映し出されると、少々ざわついていた講義室が水を打ったように静まり返ったりする。本書にもビデオ教材についての言及が度々見られるが、私の使用しているビデオの多くは、私自身がテレビの報道番組から録画したものを、独自に一〇分から一五分程度に編集したものである。既成のビデオ教材などで、他に適当なものがあったら、お教えいただきたい。

最後に、それぞれのQUESTIONに対して、筆者自身の見解というのも当然ある。だが、本書では、それを主張することはできる限り控え、問題となっている事柄の分析や解説に徹したつもりである。読者の考えに影響を与えたり、一定の見解へと誘導してしまったりすることを極力避けるためである。筆者自身の見解については、いずれ機会を改めて展開してみたいと思っている。

本書の出版にあたっては、ナカニシヤ出版の津久井輝夫氏に、さまざまなご配慮や貴重なコメントをいただいた。本書の執筆中に、著者が京都から相模原に移ることになり、原稿の執筆が進まなくなってしまったときも、辛抱強くお待ちいただいた。この場を借りて心から感謝の気持ちを捧げたい。

二〇〇四年八月二〇日　　相模原にて

小林亜津子

改訂三版へのあとがき

幸いなことに、本書は医療や看護の教育現場で、生命倫理の教科書として採用し続けていただいており、ふたたび改訂版を刊行する機会に恵まれることとなった。

今回の改訂ではとくに、第1章「安楽死」、第3章「医学実験・治療実験」、第5章「DIと精子バンク」、第6章「代理母出産は許されるか」、第8章「出生前診断と選択的人工妊娠中絶」を中心に大幅な加筆・修正を行なっている。

「安楽死」では、積極的安楽死が立法で合法化されているベネルクス三国とカナダのうち、オランダとベルギーで指摘されている、認知症や精神疾患を理由とした安楽死についても触れることにした。「医学実験、治療実験」では、巻末の「ヘルシンキ宣言」を最新版（二〇一三年一〇月WMAフォルタレザ総会〔ブラジル〕で修正）に差し替えたことにともない、「宣言」の変更を反映させると同時に、治験をめぐって起こった国内の事件を加筆している。

「DIと精子バンク」、「代理母出産」では、同性カップルの生殖補助医療の利用など、多様化する家族のあり方や、生まれてきた子どもたちの出自を知る権利をめぐる状況についても紹介している。

「出生前診断と選択的人工妊娠中絶」では、新しい診断技術の登場により、診断を「受けるか・受けないか」、「生むか・生まないか」といった選択をつきつけられる現代人の状況を、ゼミの学生たちとのディスカッションの経験を通じて、よりリアルに表現しようとした。さらに、QUESTION の設定を看護学生向けに変更し、それに対して学生たちから挙がった率直なコメントを織り込むようにした。

また、「初学者のための文献ガイド」にも新しい本の紹介を増やしている。いわゆる生命倫理の「古典」としての位置づけにあるものはそのまま残しながら、新しく刊行され、注目を集めたものや、初学者や学生に「お勧めしたい」と思うものを厳選して紹介した。

本書の初版『看護のための生命倫理』は、私にとって初めての著書である。その後、何冊かの書籍を上梓する機会に恵まれた。中高生向けに生命倫理の入門書を書いたり、生殖医療技術の進展における当事者と非当事者との温度差を埋めるべく問題提起をしたり、また「人生一〇〇年時代」の在宅ケア倫理入門を書くこともあった。それぞれの著書が、かけがえのない自己表現の一部である。けれども、本書が私にとっての最初の著書であることは、未来永劫変わらない。

今後も改訂を繰り返しながら生き残っていく、息の長い書物となってくれることを祈って。

二〇一九年三月二〇日

小林亜津子

の他の既知の治療が有効でなかった場合、患者または法的代理人からのインフォームド・コンセントがあり、専門家の助言を求めたうえ、医師の判断において、その治療で生命を救う、健康を回復するまたは苦痛を緩和する望みがあるのであれば、証明されていない治療を実施することができる。この治療は、引き続き安全性と有効性を評価するために計画された研究の対象とされるべきである。すべての事例において新しい情報は記録され、適切な場合には公表されなければならない。

（日本医師会訳。http：//www.med.or.jp/doctor/international/wma/helsinki.html より）

そして、最善と証明されたものより効果が劣る治療、プラセボの使用または無治療の患者が、最善と証明された治療を受けなかった結果として重篤または回復不能な損害の付加的リスクを被ることがないと予想される場合。

この選択肢の乱用を避けるため徹底した配慮がなされなければならない。

研究終了後条項

34. 臨床試験の前に、スポンサー、研究者および主催国政府は、試験の中で有益であると証明された治療を未だ必要とするあらゆる研究参加者のために試験終了後のアクセスに関する条項を策定すべきである。また、この情報はインフォームド・コンセントの手続きの間に研究参加者に開示されなければならない。

研究登録と結果の刊行および普及

35. 人間を対象とするすべての研究は、最初の被験者を募集する前に一般的にアクセス可能なデータベースに登録されなければならない。
36. すべての研究者、著者、スポンサー、編集者および発行者は、研究結果の刊行と普及に倫理的責務を負っている。研究者は、人間を対象とする研究の結果を一般的に公表する義務を有し報告書の完全性と正確性に説明責任を負う。すべての当事者は、倫理的報告に関する容認されたガイドラインを遵守すべきである。否定的結果および結論に達しない結果も肯定的結果と同様に、刊行または他の方法で公表されなければならない。資金源、組織との関わりおよび利益相反が、刊行物の中には明示されなければならない。この宣言の原則に反する研究報告は、刊行のために受理されるべきではない。

臨床における未実証の治療

37. 個々の患者の処置において証明された治療が存在しないかまたはそ

30. 例えば、意識不明の患者のように、肉体的、精神的にインフォームド・コンセント　を与える能力がない被験者を対象とした研究は、インフォームド・コンセントを与　えることを妨げる肉体的・精神的状態がその研究対象グループに固有の症状となっ　ている場合に限って行うことができる。このような状況では、医師は法的代理人か　らインフォームド・コンセントを求めなければならない。そのような代理人が得ら　れず研究延期もできない場合、この研究はインフォームド・コンセントを与えられ　ない状態にある被験者を対象とする特別な理由が研究計画書で述べられ、研究倫理委員会で承認されていることを条件として、インフォームド・コンセントなしに開始することができる。研究に引き続き留まる同意はできるかぎり早く被験者または法的代理人から取得しなければならない。
31. 医師は、治療のどの部分が研究に関連しているかを患者に十分に説明しなければならない。患者の研究への参加拒否または研究離脱の決定が患者・医師関係に決して悪影響を及ぼしてはならない。
32. バイオバンクまたは類似の貯蔵場所に保管されている試料やデータに関する研究など、個人の特定が可能な人間由来の試料またはデータを使用する医学研究のためには、医師は収集・保存および／または再利用に対するインフォームド・コンセントを求めなければならない。このような研究に関しては、同意を得ることが不可能か実行できない例外的な場合があり得る。このような状況では研究倫理委員会の審議と承認を得た後に限り研究が行われ得る。

プラセボの使用

33. 新しい治療の利益、リスク、負担および有効性は、以下の場合を除き、最善と証明されている治療と比較考量されなければならない：

　証明された治療が存在しない場合、プラセボの使用または無治療が認められる；あるいは、

　説得力があり科学的に健全な方法論的理由に基づき、最善と証明されたものより効果が劣る治療、プラセボの使用または無治療が、その治療の有効性あるいは安全性を決定するために必要な場合、

起こり得る利益相反、研究者の施設内での所属、研究から期待される利益と予測されるリスクならびに起こり得る不快感、研究終了後条項、その他研究に関するすべての面について十分に説明されなければならない。被験者候補は、いつでも不利益を受けることなしに研究参加を拒否する権利または参加の同意を撤回する権利があることを知らされなければならない。個々の被験者候補の具体的情報の必要性のみならずその情報の伝達方法についても特別な配慮をしなければならない。

被験者候補がその情報を理解したことを確認したうえで、医師またはその他ふさわしい有資格者は被験者候補の自主的なインフォームド・コンセントをできれば書面で求めなければならない。同意が書面で表明されない場合、その書面によらない同意は立会人のもとで正式に文書化されなければならない。

医学研究のすべての被験者は、研究の全体的成果について報告を受ける権利を与えられるべきである。

27. 研究参加へのインフォームド・コンセントを求める場合、医師は、被験者候補が医師に依存した関係にあるかまたは同意を強要されているおそれがあるかについて特別な注意を払わなければならない。そのような状況下では、インフォームド・コンセントはこうした関係とは完全に独立したふさわしい有資格者によって求められなければならない。

28. インフォームド・コンセントを与える能力がない被験者候補のために、医師は、法的代理人からインフォームド・コンセントを求めなければならない。これらの人々は、被験者候補に代表されるグループの健康増進を試みるための研究、インフォームド・コンセントを与える能力がある人々では代替して行うことができない研究、そして最小限のリスクと負担のみ伴う研究以外には、被験者候補の利益になる可能性のないような研究対象に含まれてはならない。

29. インフォームド・コンセントを与える能力がないと思われる被験者候補が研究参加についての決定に賛意を表することができる場合、医師は法的代理人からの同意に加えて本人の賛意を求めなければならない。被験者候補の不賛意は、尊重されるべきである。

研究倫理委員会

23. 研究計画書は、検討、意見、指導および承認を得るため研究開始前に関連する研究倫理委員会に提出されなければならない。この委員会は、その機能において透明性がなければならず、研究者、スポンサーおよびその他いかなる不適切な影響も受けず適切に運営されなければならない。委員会は、適用される国際的規範および基準はもとより、研究が実施される国または複数の国の法律と規制も考慮しなければならない。しかし、そのために本宣言が示す被験者に対する保護を減じあるいは排除することを許してはならない。

　研究倫理委員会は、進行中の研究をモニターする権利を持たなければならない。研究者は、委員会に対してモニタリング情報とくに重篤な有害事象に関する情報を提供しなければならない。委員会の審議と承認を得ずに計画書を修正してはならない。研究終了後、研究者は研究知見と結論の要約を含む最終報告書を委員会に提出しなければならない。

プライバシーと秘密保持

24. 被験者のプライバシーおよび個人情報の秘密保持を厳守するためあらゆる予防策を講じなければならない。

インフォームド・コンセント

25. 医学研究の被験者としてインフォームド・コンセントを与える能力がある個人の参加は自発的でなければならない。家族または地域社会のリーダーに助言を求めることが適切な場合もあるが、インフォームド・コンセントを与える能力がある個人を本人の自主的な承諾なしに研究に参加させてはならない。

26. インフォームド・コンセントを与える能力がある人間を対象とする医学研究において、それぞれの被験者候補は、目的、方法、資金源、

に中止すべきかを判断しなければならない。

社会的弱者グループおよび個人

19. あるグループおよび個人は特に社会的な弱者であり不適切な扱いを受けたり副次的な被害を受けやすい。

　すべての社会的弱者グループおよび個人は個別の状況を考慮したうえで保護を受けるべきである。

20. 研究がそのグループの健康上の必要性または優先事項に応えるものであり、かつその研究が社会的弱者でないグループを対象として実施できない場合に限り、社会的弱者グループを対象とする医学研究は正当化される。さらに、そのグループは研究から得られた知識、実践または治療からの恩恵を受けるべきである。

科学的要件と研究計画書

21. 人間を対象とする医学研究は、科学的文献の十分な知識、その他関連する情報源および適切な研究室での実験ならびに必要に応じた動物実験に基づき、一般に認知された科学的諸原則に従わなければならない。研究に使用される動物の福祉は尊重されなければならない。

22. 人間を対象とする各研究の計画と実施内容は、研究計画書に明示され正当化されていなければならない。

　研究計画書には関連する倫理的配慮について明記され、また本宣言の原則がどのように取り入れられてきたかを示すべきである。計画書は、資金提供、スポンサー、研究組織との関わり、起こり得る利益相反、被験者に対する報奨ならびに研究参加の結果として損害を受けた被験者の治療および／または補償の条項に関する情報を含むべきである。

　臨床試験の場合、この計画書には研究終了後条項についての必要な取り決めも記載されなければならない。

なければならない。

12. 人間を対象とする医学研究は、適切な倫理的および科学的な教育と訓練を受けた有資格者によってのみ行われなければならない。患者あるいは健康なボランティアを対象とする研究は、能力と十分な資格を有する医師またはその他の医療専門職の監督を必要とする。
13. 医学研究から除外されたグループには研究参加への機会が適切に提供されるべきである。
14. 臨床研究を行う医師は、研究が予防、診断または治療する価値があるとして正当化できる範囲内にあり、かつその研究への参加が被験者としての患者の健康に悪影響を及ぼさないことを確信する十分な理由がある場合に限り、その患者を研究に参加させるべきである。
15. 研究参加の結果として損害を受けた被験者に対する適切な補償と治療が保証されなければならない。

リスク、負担、利益

16. 医療および医学研究においてはほとんどの治療にリスクと負担が伴う。

　人間を対象とする医学研究は、その目的の重要性が被験者のリスクおよび負担を上まわる場合に限り行うことができる。

17. 人間を対象とするすべての医学研究は、研究の対象となる個人とグループに対する予想し得るリスクおよび負担と被験者およびその研究によって影響を受けるその他の個人またはグループに対する予見可能な利益とを比較して、慎重な評価を先行させなければならない。

　リスクを最小化させるための措置が講じられなければならない。リスクは研究者によって継続的に監視、評価、文書化されるべきである。

18. リスクが適切に評価されかつそのリスクを十分に管理できるとの確信を持てない限り、医師は人間を対象とする研究に関与してはならない。

　潜在的な利益よりもリスクが高いと判断される場合または明確な成果の確証が得られた場合、医師は研究を継続、変更あるいは直ち

一般原則

3. WMA ジュネーブ宣言は、「私の患者の健康を私の第一の関心事とする」ことを医師に義務づけ、また医の国際倫理綱領は、「医師は、医療の提供に際して、患者の最善の利益のために行動すべきである」と宣言している。
4. 医学研究の対象とされる人々を含め、患者の健康、福利、権利を向上させ守ることは医師の責務である。医師の知識と良心はこの責務達成のために捧げられる。
5. 医学の進歩は人間を対象とする諸試験を要する研究に根本的に基づくものである。
6. 人間を対象とする医学研究の第一の目的は、疾病の原因、発症および影響を理解し、予防、診断ならびに治療（手法、手順、処置）を改善することである。最善と証明された治療であっても、安全性、有効性、効率性、利用可能性および質に関する研究を通じて継続的に評価されなければならない。
7. 医学研究はすべての被験者に対する配慮を推進かつ保証し、その健康と権利を擁護するための倫理基準に従わなければならない。
8. 医学研究の主な目的は新しい知識を得ることであるが、この目標は個々の被験者の権利および利益に優先することがあってはならない。
9. 被験者の生命、健康、尊厳、全体性、自己決定権、プライバシーおよび個人情報の秘密を守ることは医学研究に関与する医師の責務である。被験者の保護責任は常に医師またはその他の医療専門職にあり、被験者が同意を与えた場合でも、決してその被験者に移ることはない。
10. 医師は、適用される国際的規範および基準はもとより人間を対象とする研究に関する自国の倫理、法律、規制上の規範ならびに基準を考慮しなければならない。国内的または国際的倫理、法律、規制上の要請がこの宣言に示されている被験者の保護を減じあるいは排除してはならない。
11. 医学研究は、環境に害を及ぼす可能性を最小限にするよう実施され

【付録】

ヘルシンキ宣言

人間を対象とする医学研究の倫理的原則

1964年 6月　第18回WMA総会（ヘルシンキ、フィンランド）で採択
1975年10月　第29回WMA総会（東京、日本）で修正
1983年10月　第35回WMA総会（ベニス、イタリア）で修正
1989年 9月　第41回WMA総会（九龍、香港）で修正
1996年10月　第48回WMA総会（サマーセットウェスト、南アフリカ）で修正
2000年10月　第52回WMA総会（エジンバラ、スコットランド）で修正
2002年10月　WMAワシントン総会（米国）で修正（第29項目明確化のため注釈追加）
2004年10月　WMA東京総会（日本）で修正（第30項目明確化のため注釈追加）
2008年10月　WMAソウル総会（韓国）で修正
2013年10月　WMAフォルタレザ総会（ブラジル）で修正

序文

1. 世界医師会（WMA）は、特定できる人間由来の試料およびデータの研究を含む、人間を対象とする医学研究の倫理的原則の文書としてヘルシンキ宣言を改訂してきた。
　本宣言は全体として解釈されることを意図したものであり、各項目は他のすべての関連項目を考慮に入れて適用されるべきである。
2. WMAの使命の一環として、本宣言は主に医師に対して表明されたものである。WMAは人間を対象とする医学研究に関与する医師以外の人々に対してもこれらの諸原則の採用を推奨する。

タ　行

ナ　行

サ　行

*

索　　引

■著者略歴
小林亜津子（こばやし・あつこ）
東京都に生まれる。京都大学大学院文学研究科博士課程修了。博士（文学）。北里大学一般教育部教授。
(専攻／哲学・倫理学)著書：『QOLって何だろう――医療とケアの生命倫理』（ちくまプリマー新書，2018年），『生殖医療はヒトを幸せにするのか――生命倫理から考える』（光文社新書，2014年），『はじめて学ぶ生命倫理――「いのち」は誰が決めるのか』（ちくまプリマー新書，2011年），『看護が直面する11のモラル・ジレンマ』（ナカニシヤ出版，2010年），『近代哲学の名著』〔共著〕（中公新書，2011年），『ビジネス倫理学』〔共著〕（晃洋書房，2007年），『倫理力を鍛える』〔共著〕（小学館，2003年），『他者を負わされた自我知』〔共著〕（晃洋書房，2003年），『共生のリテラシー』〔共著〕（東北大学出版会，2001年），他。

看護のための生命倫理〔改訂三版〕

2004年11月20日　初版第1刷発行
2010年10月6日　改訂版第1刷発行
2019年11月27日　改訂三版第1刷発行
2023年3月25日　改訂三版第4刷発行

著　者　小林亜津子
発行者　中西　良

発行所　株式会社 ナカニシヤ出版
〒606-8161　京都市左京区一乗寺木ノ本町15
TEL (075) 723-0111
FAX (075) 723-0095
http://www.nakanishiya.co.jp/

印刷・製本／亜細亜印刷

ISBN978-4-7795-1405-0　Printed in Japan

看護が直面する11のモラル・ジレンマ

小林亜津子

胎児の実験利用は認められるか、遺伝子改良は許されるか等、現場の難問に挑み、決断への道標を示す。自ら考える力を身に付けられる看護倫理学への入門書。

二四〇〇円＋税

医療倫理の歴史

―バイオエシックスの源流と諸文化圏における展開―

アルバート・R・ジョンセン／藤野昭宏・前田義郎訳

古代の諸文化に始まり現代のバイオエシックスに至る、医療倫理の形成過程を探究。西洋史はもちろん東洋での展開まで押さえた、医療倫理を考える上で必読の一冊。

三〇〇〇円＋税

食物倫理入門

―食べることの倫理学―

R・L・サンドラー／馬渕浩二訳

あらゆる倫理問題は食卓の上で交差する。フードシステム、貧困、動物福祉、生物工学など、「食物問題」を根本から考える「フード・エシックス」を拓く。

二六〇〇円＋税

技術の倫理

―技術を通して社会がみえる―

鬼頭葉子

狭い意味での技術者のみならず「高度な技術を利用する者」である全ての現代人に向けて書かれた、わかりやすい「技術倫理学」の入門テキスト。

二三〇〇円＋税

「正しさ」の理由

―「なぜそうすべきなのか？」を考えるための倫理学入門―

中村隆文

気鋭の哲学者が書く、抜群に読ませて明解な倫理学概説。規範倫理学、メタ倫理学、そして応用倫理学という、今日の倫理学の基本を、一冊で学べる入門書。

二三〇〇円＋税

表示は二〇二三年三月現在の価格です。